Sexo tántrico

LOS SECRETOS DEL PLACER ETERNO

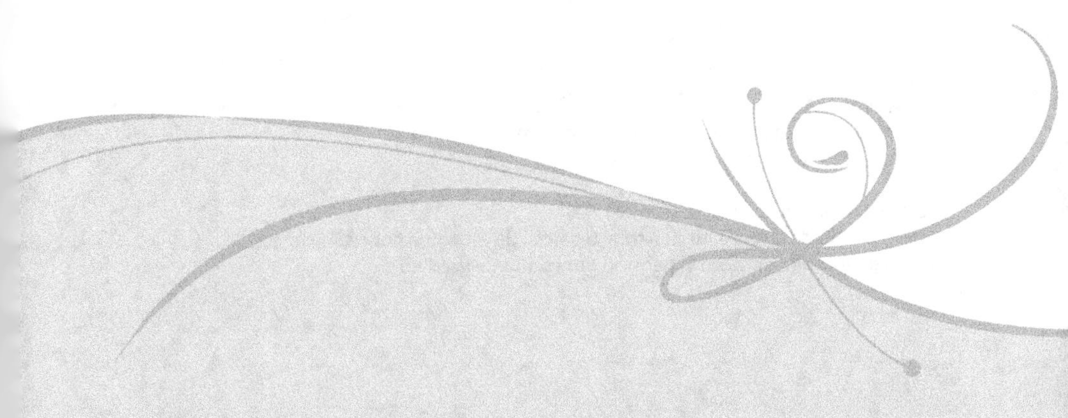

Zenn
    Sexo tántrico. - 1a ed. - Buenos Aires : Dos Tintas
, 2012.

    1. Técnicas Sexuales.
    CDD 649.65

© Dos Tintas SA
Balcarce 711 - Ciudad Autónoma de Buenos Aires, Argentina
info@doseditores.com

Índice

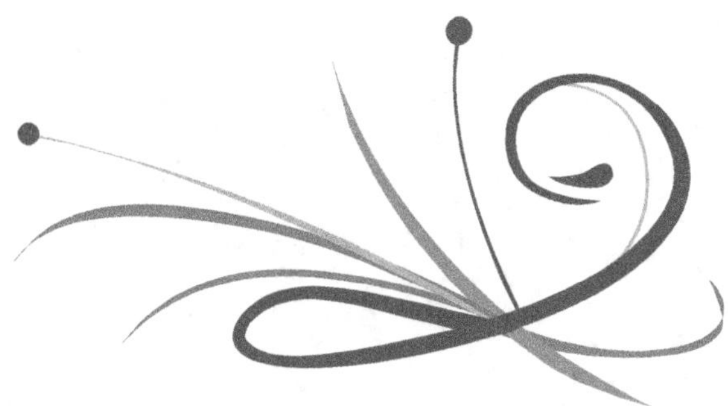

Introducción

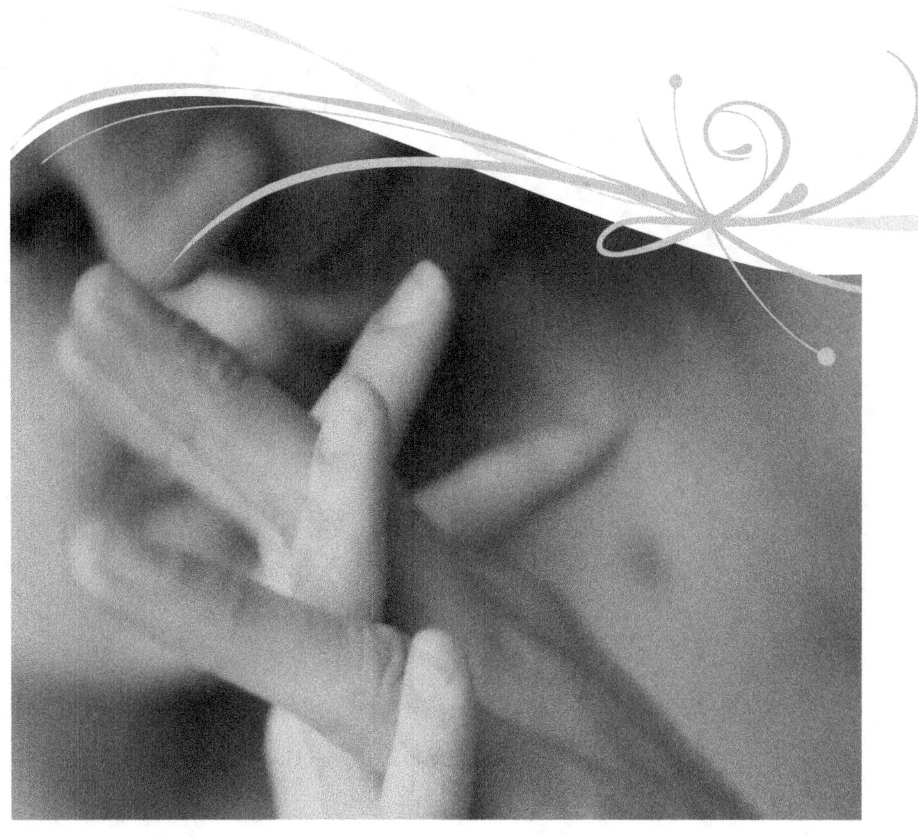

Introducción

Este libro es una completa guía de la práctica del tantra que, a pesar de haber sido difundido en occidente en los últimos años como un mero método para desarrollar el potencial sexual, consiste, en realidad, en una bella y completa práctica con la que el hinduismo trata sobre el ser humano en todos sus niveles: psíquico, espiritual, emocional y energético.

Muchas confusiones existen en occidente alrededor de la práctica del tantra. Sin embargo, poco a poco la disciplina gana nuevos adeptos. Esto se da por el enorme poder del tantra y por lo beneficiosa que, para la vida en pareja, resulta su práctica.

Trataremos de entender al tantra como una práctica completa y compleja, con hondas raíces filosóficas, y comprenderemos a la sexualidad que el tantra nos propone como un camino de evolución.

La práctica del tantra es una práctica de amor y de pasión sagrada. También es dueña de misterio y sensualidad, y es capaz de alimentar las fantasías de todos los que conocen algo (aunque sea muy poco) de la disciplina. La práctica del tantra es, además, tan beneficiosa para el individuo que la realiza, que los resultados estarán a la vista en poco tiempo y serán formidables: mejoramiento de la propia salud, reducción del estrés, mejoramiento de la vida sexual y de la comunicación de la pareja y un largo etcétera.

¿Qué es el tantra?

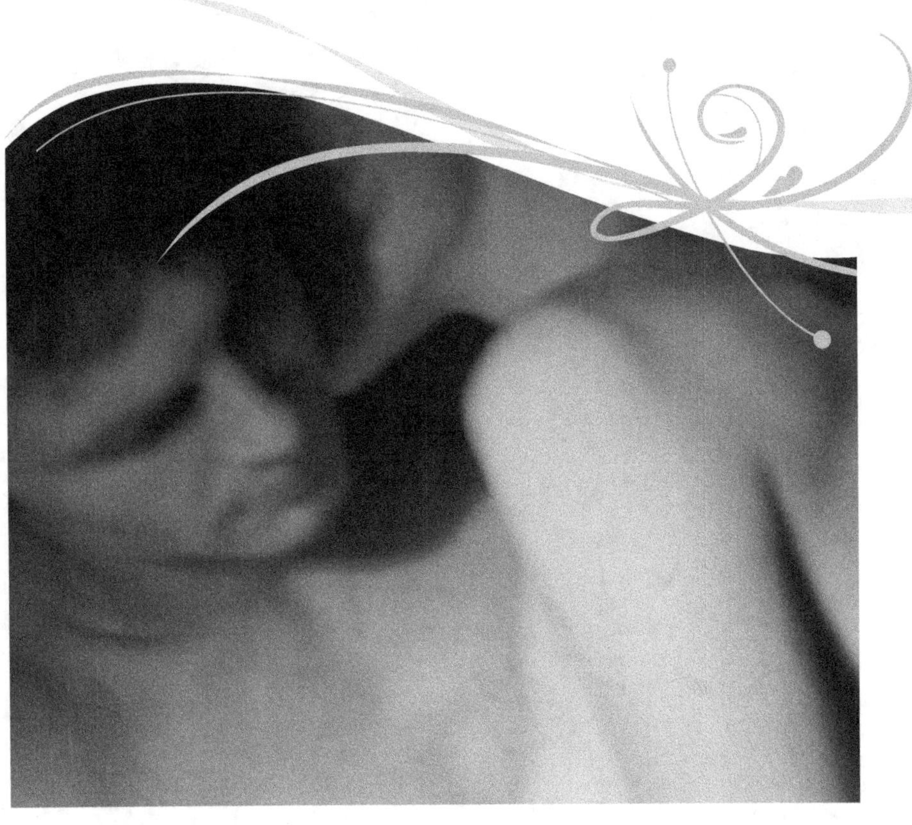

¿Qué es el tantra?

El tantra es el culto del éxtasis. El placer y el éxtasis son celebrados en el tantra en todo aquello que sea bello y sensual a la vista, al gusto, al olfato, al tacto y al oído. El tantra conduce, por eso, y entre otras cosas, a un refinamiento de los sentidos.

El tantra es una ciencia mística que entiende que existe una unidad entre individuo y universo y que actúa para potenciar esa unidad, por eso las personas que quieran comprenderlo deben estar dispuestas a sumergirse en una activa meditación interior.

El tantra es, además, una manifestación de la sensibilidad del hinduismo que abraza toda forma de creatividad y expresión, como la danza, la música y el masaje. El tantra todo lo abarca porque trata con energías universales, que están en todos lados, en el propio individuo y en todo lo que éste produce.

El propio significado de la palabra tantra, en sánscrito tejido o telar (entendiendo a este como el que todo lo une, como lo que todo lo abarca, como lo universal), expresa la fuerza de la unión; unión de todo lo que existe en el universo, unión que se manifiesta y se expande continuamente como una ola cósmica formada por diferentes energías. El tantra entiende que todos los seres humanos son parte de esa ola cósmica como lo son todo tipo de energía y materia. El tantra incluye, por esto, a todo lo humano: pensamientos, acciones y materia física.

Esta visión que propone el tantra, del universo como una serie de energías entrecruzadas (como las telas de un telar), se traduce en una práctica mediante la cual el tántrico se conecta con lo más sagrado a través del éxtasis físico. En esta milenaria visión convergen, por otra parte, rituales, mitos, filosofía y una tupida red de signos y símbolos provenientes de las versiones más antiguas del hinduismo.

Aunque el tantra como cuerpo filosófico va conformándose a partir del siglo IV d.C. (en manuscritos llamados, justamente, tantras, redactados en sánscrito o en lenguas vernáculas), sus raíces se pierden en la noche de los tiempos. Muchos de sus más significativos principios iniciáticos cuentan con más de cinco milenios de antigüedad. El tantra, así, se convierte en una de las más antiguas formas de conocimiento acerca del hombre y de su sexualidad, conocimiento que se expande y resiste gracias a su poder de brindar beneficios concretos a sus practicantes.

El tantra dice sí a la vida, lanzando ese poderoso sí a todas las experiencias que los hombres más apreciamos cotidianamente como el amor por nuestros amantes o nuestros hijos, o el intenso goce que pueden producirnos la naturaleza, las artes o la contemplación de la belleza. El tantra, con este ¡sí!, afirma que en lugar de suprimir el placer y el éxtasis en todos sus matices, podemos encausarlos para obtener de ellos una fuente de energía sin precedentes (esto, claro, en contraste con el firme y duro ¡no! que lanza la tradición brahmánica oficial en la India: un no contra el mundo, contra el goce, contra el placer). En el tantra, entonces, toda la vida (en cada uno de sus aspectos, incluyendo la sexualidad) es celebrada como sagrada.

Abrazando el tantra los seres humanos se tornan más completos y más reales, ya que el mismo permite descubrir partes de la propia sensualidad dormidas y reprimidas. El tantra, además, enseña a usar la energía que en esas zonas dormidas y reprimidas existe para el propio mejoramiento y la propia evolución.

Por eso familiarizarnos con el tantra nos ayuda a disfrutar de la vida más allá de la pena o el dolor, que siempre deben ser entendidos como pasajeros. Para esto, para disfrutar de la vida de manera plena, el cuerpo físico debe cultivarse con gran esmero, ya que se convierte en un templo para la experiencia sagrada, en un templo donde se encuentran lo individual con lo universal o el individuo con lo sagrado.

El tantra es, después de todo, una forma de vivir y de actuar donde sólo la disciplina en actos auténticos, tanto físicos como mentales, puede cambiar el cuerpo y la conciencia (la simple lectura, entonces, no será suficiente. Esto es bueno, significa que después de leer este libro será cuestión de poner manos a la obra).

El sexo ritual

El tantra no es una creencia o una fe, sino una forma de vivir y de actuar. Hoy día lo conocemos por los textos manuscritos llamados tantras redactados, como dijimos, en sánscrito o en lenguas vernáculas. Solamente unos pocos de los textos que sobreviven han sido publicados, y son menos aún los traducidos al castellano. Fueron compuestos en el enorme continente que es la India (lo llamamos continente porque contiene en su interior diversas lenguas y culturas), en distintos períodos y lugares, a modo de enciclopedias de filosofía, y copiados y aumentados muchas veces a lo largo del tiempo.

Estos textos recibieron el nombre de tantras e incluyen información sobre conocimiento espiritual, tecnología y ciencia. Como en todo texto antiguo, su lenguaje es poético y, en ocasiones, ambiguo; esto, porque ciencia y poesía van, en ellos, de la mano (incluso los conocimientos más prácticos están escritos en formas bellas y poéticas; las metáforas, por ejemplo, son muchas y muy luminosas).

En estos textos la energía sexual es considerada la fuerza más poderosa con la que cuenta el ser humano, fuerza que afecta todo lo que el individuo realiza desde el nacimiento hasta la muerte. El éxtasis sexual es visto como una posibilidad de experimentar la divinidad.

El tantra fue cultivado en oriente como una ciencia y un arte que consisten en prolongar el punto más alto del éxtasis sexual. Los hindúes descubrieron que el acto de hacer el amor puede convertirse en un vehículo natural para explorar estados elevados de conciencia en tanto se profundice en la intimidad de los dos compañeros o amantes. No existe meta en el sexo tántrico, sólo el momento presente de perfecta y armoniosa unión entre la pareja.

Así, el sexo dentro del tantra es meditativo, espontáneo e íntimo; lo que se busca es proyectar la energía del orgasmo no hacia la disipación sino hacia estados de conciencia elevados. Esto transporta la propia sexualidad desde el plano del hacer al plano del ser, enseñando a reverenciar al compañero y a transformar el acto del sexo en un sacramento del amor.

Muchas personas han tenido, seguramente, la gran fortuna de experimentar momentos en el amor donde los límites se disuelven, momentos donde la interconexión con el amante es tal que los miembros de la pareja se vuelven uno. Esta experiencia, desafortunadamente, no es usual.

El tantra nos enseña a elevar y prolongar esta conexión mágica que se desenvuelve entre un hombre y una mujer cuando ellos se pierden en el éxtasis del amor y consiguen fundir la naturaleza dual de su sexualidad en una extática unión; una unión donde lo masculino y lo femenino se vuelven partes de un todo como en el símbolo chino del ying y el yang.

Los occidentales no hemos sido entrenados en la destreza requerida para extender este fugaz momento, pero existen desde la antigüedad técnicas específicas que han sido desarrolladas para desenvolver y sostener estos estados. Por esto, en la India los tántricos pasan muchos años bajo la guía de maestros espirituales aprendiendo rituales y técnicas yóguicas de purificación y dominio del cuerpo y de la mente. Estas prácticas despiertan el poder de sus energías psíquicas y les permiten alcanzar elevados estados de conciencia.

Transformar la divinidad latente en suprema

El tantra nos propone elevar nuestra conciencia hasta fundirnos con la divinidad; se parte de la idea de que en cada uno de los seres humanos existe la divinidad, en forma latente; el proceso de transformar la divinidad latente en la divinidad suprema se conoce, justamente, como tantra Sadhana.

La divinidad que duerme en el hombre se denomina, en el lenguaje de los tántricos, Kundalini. El auténtico espíritu del tantra Sadhana consiste en infundir una vibración en la Kundalini e impulsarla hacia la meta espiritual.

Para lograr la auto-trascendencia se emplean diferentes tipos de rituales, ellos incluyen, claro, la sexualidad sacralizada. El tantra enseña que no hay una separación entre lo divino y el mundo cotidiano, sino que lo divino puede ser encontrado en la existencia ordinaria.

Método para lograr la vibración de la Kundalini, el tantra consiste en instrucciones para el culto, prácticas de iniciación, meditaciones, utilización de sílabas sagradas (mantras) e imágenes interiores (yantras).

Si bien en occidente sólo se ha conocido la parte del tantra que refiere a las prácticas sexuales, hay que entender que los diversos ejercicios sexuales que nos propone la disciplina se consideran una clave antiquísima para alcanzar la felicidad sexual y la fuerza física, pero también para elevar el espíritu y la mente. El tantra occidentalizado es un tantra de bases y paredes endebles.

La práctica del tantrismo como una especie de gimnasia sexual es, entonces, inadecuada e incompleta. En una iniciación inimaginable para el hombre occidental, al discípulo del tantra se le transmiten conocimientos detallados sobre el comportamiento sexual humano y la intensificación del placer, pero también sobre métodos para elevar el espíritu y hacer volar la propia conciencia hasta allí donde el individuo se funde con lo sagrado, hasta el magma primigenio, hasta el punto de fusión de todo lo creado. Esto es lo que transforma al tantra en un culto y lo diferencia de una mera gimnasia.

Pero si bien el tantra es un culto, no es una religión, y un ritual tántrico no es una misa pagana, sino más bien la repetición de actos significativos destinados a liberarnos de la rutina cotidiana para así acceder a las realidades supremas ocultas en nosotros mismos.

Tantra, uno más uno es uno

El tantra propone la unión completa entre hombre y mujer. La pareja que se encuentra sexualmente a través del tantra es una pareja formada por individuos completos, porque cada uno de ellos, como individuo, se conecta con la divinidad y se transforma en un ser total. La pareja que copula, entonces, se convierte en la unión de dos entidades divinas, opuestas y complementarias.

El hombre y la mujer, en el tantra, deben ser entendidos como personificaciones de las fuerzas primigenias del ying y del yang; si bien cada uno es uno y particular, lo más importante es que logran fundirse en una unidad que tiene sentido y existencia propios; los amantes están tan íntimamente unidos entre sí que no existe diferencia entre ellos.

En la experiencia de la totalidad, en la unión total y la fusión física, anímica y espiritual, el hombre participa de su origen: se encuentra con su divinidad, la unidad, la iluminación. El tantra todo lo abraza. Así como todo lo abraza, los opuestos son vistos como complementarios y el concepto femenino y masculino son vistos como polaridades que se encuentran en todo ser humano.

Así, en el tantra, un hombre puede explorar su suavidad, su receptividad, su vulnerabilidad (es decir, sus aspectos femeninos), esto le permitirá relajarse y hacer el amor sin meta alguna, permitiéndose recibir. La mujer, por su parte, puede conducir el acto sexual tomando la iniciativa, guiando y dando placer a su compañero.

A pesar de esto el hombre no pierde su masculinidad ni la mujer su femineidad.

Simplemente ellos expanden su potencial para incluir la otra polaridad, cuando ambas polaridades se funden los amantes se sienten ingresar en una nueva dimensión, sienten que comprenden el sentido de lo sagrado, que pueden acceder al manejo de la fuerza de la vida misma.

Esta conexión entre los amantes y entre ellos y la divinidad proyecta la conciencia desde el plano físico hacia el plano del poder y la energía. Así, el tántrico se siente unido a través de su pareja a todo lo que vive y ama, siente que es parte de la gran danza de la existencia misma, siente que es uno con ella.

A los ojos del tantra, entonces, hombre y mujer son uno (podríamos decir, entonces, que el tantra es aquella disciplina que nos enseña que no siempre uno más uno resulta igual a dos, en el tantra uno más uno, aunque parezca paradójico, es igual a uno). Esto es posible porque se parte de la idea de que, en el inicio de todo, existe una unidad original. El fin supremo del tantra es llegar al conocimiento sobre esta unidad primera.

La fórmula sagrada

El tantra es una disciplina, dijimos, antiquísima. Su fórmula no ha sido investigada en laboratorios modernos, sino experimentada y comprobada a través de milenios en el laboratorio del cuerpo humano por científicos Yoguis, Lamas tibetanos que no fueron conducidos por un deseo comercial, sino por un deseo espiritual de conocimiento y de liberación. La búsqueda, siempre, estuvo dirigida por el deseo de liberarse de las sensaciones cotidianas a través de la profundización de las mismas (es por esto que la disciplina es conocida, como ya expresamos en nuestro libro, como el culto del éxtasis).

La antigua y compleja procedencia de los textos que nos enseñan los tantras hace que los mismos (como los tratados avanzados de la ciencia occidental y debemos entender que los tantras mismos son tratados científicos, solo que producidos en otro tiempo y lugar) sean difíciles de comprender sin preparación.

Los tantras requieren un entrenamiento previo para ser comprendidos en su totalidad, porque la del tantra es la disciplina espiritual que trabaja directamente con la energía sexual. Incluye, claro, ejercicios que ayudan al practicante a llevar la atención a todas las sensaciones del cuerpo.

Estas técnicas que nos propone el tantra ayudan enormemente a los practicantes, que aprenden, a través de las mismas, a liberarse de las tensiones y preocupaciones cotidianas, ya que el cuerpo, la mente y las experiencias pasadas interfieren en nuestro despertar espiritual y en nuestra habilidad para el amor. Esta disciplina, entonces, no nos propone una mera guía de prácticas sexuales sino que debe usarse para remover nuestros pasados hábitos mentales, psíquicos y emocionales y así lograr la liberación.

Tantra, las diversas tradiciones

El tantra es la enseñanza de la aceptación total; esto, porque en el tantra no hay bueno ni hay malo, todo es aceptado tal como es, todo lo que existe es sagrado.

El del tantra es un mundo antiguo y complejo. De su antigüedad depende su propia complejidad, porque a medida que el tiempo fue pasando se fueron desarrollando diferentes tipos de tantra todos con una raíz común, pero todos diferentes. Estos diferentes tipos de tantra manejan el mismo tipo de información y de conocimientos, pero las propuestas que nos hacen son diferenciables (aunque sea, en ocasiones, por matices).

Las diversas tradiciones nos dejaron tres tipos de tantra. Cada uno de ellos es tantra, y los practicantes todos son tántricos, porque buscan la elevación a través del goce, pero existen entre ellos diferencias palpables -aunque a veces no a nivel práctico sino filosófico o religioso. Esto porque las tres tradiciones de tántricos parten de cosmovisiones diferentes. Las tres clases de tantra son:

- **Tantra hindú.**
- **Tantra tibetano.**
- **Neo-tantra.**

Existen muchas diferencias entre el tantra hindú y el tantra tibetano. Mientras que el tantra hindú está relacionado profundamente con los dioses hindúes, el tantra tibetano está relacionado con las deidades budistas.

El neo-tantra ha nacido de una mezcla de tantra hindú, tantra tibetano y psicología occidental. Es una mixtura moderna que surgió en el siglo XX, y que se popularizó en occidente. El neo-tantra no tiene deidades.

Veamos algunas características de estos tres tipos de tantra:

El tantra hindú:

Fue desarrollado para ser cultivado por las clases altas de la sociedad; recordemos que la India es una sociedad de castas, es decir que existen allí individuos de diversas categorías. Al ser desarrollado para la elite (y, claro, por ella misma), fue creado para ser practicado en un ambiente socialmente cerrado. Se practica en grupos de parejas, las cuales llegan a conformar una casa; la elevación espiritual a través del goce se realiza entre miembros de la misma casta. El tantra hindú se compone de diversos rituales necesarios para el progreso espiritual del devoto, y su estudio debe de hacerse bajo la guía directa de un gurú. Para convertirse en gurú, el tántrico debe reunir las más altas calificaciones en lo que hace a la práctica de la disciplina, por lo que no todos pueden ser gurús o maestros de tantra. Cuando se explora el tantra hindú, el devoto debe revisar cuidadosamente al maestro y todas sus cualificaciones.

Siendo el sexo el aspecto más llamativo del tantra, debe recordarse que el mismo debe de ser utilizado en beneficio del progreso espiritual del devoto; el sexo no debe ser utilizado en forma degradante ni decadente, los rituales meramente hedonísticos no son considerados apropiados para el progreso espiritual de un devoto serio.

El tantra tibetano:

Es diferente al tantra hindú. Cuando un devoto desea estudiar tantra tibetano, este devoto debe estar capacitado para ser aceptado. Además, en el tantra tibetano existen cuatro categorías que están divididas de acuerdo con la capacidad de los devotos (estas son: tantra de acción, de ejecución, del yoga y del yoga supremo). Hay que recordar que, en esta categorización, una categoría no es mejor que la otra, sino que cada una ofrece lo necesario para las diferentes capacidades de los devotos. El Lama (el gurú tibetano) determina qué clase de tantra el devoto debe estudiar. La razón por la cual se hace de esta forma es que no todos los estudiantes tienen las mismas habilidades. Por consiguiente, será más fácil para el practicante el actualizar las enseñanzas más profundamente dentro de la práctica apropiada. Al igual que en el tantra hindú, todo es considerado sagrado. En el tantra tibetano todo es la emanación de la deidad.

El neo-tantra:

Es una mezcla de tantra hindú, tantra tibetano y psicología moderna. Es la forma en que el tantra se ha popularizado en occidente, y existen muchas controversias alrededor de su existencia y práctica. Muchos opinan que el neo-tantra ha sido el resultado de una mala manera de entender al tantra. Esto tiene que ver con que el neo-tantra, fue expuesto, en general, por maestros dudosos que se dedicaron a explotar el costado más fácilmente atractivo del tantra es decir, el sexual. Este es un gran problema, ya que sin un entendimiento real de la función espiritual, elevadora y hasta terapéutica del tantra, el neo-tantra se convierte simplemente en una excusa para el sexo. Esto no quiere decir que sean malas todas las enseñanzas que provienen del neo-tantra.

Además de un neo-tantra poco serio y comercial existe un neo-tantra serio y concentrado en su tarea de mejorar la calidad de vida de las personas y en acercarlas al absoluto.

La elección de la tradición que nos resulte más adecuada deberá ser una decisión personal e informada. Bastará con acercarse a los diversos centros que enseñan el tantra y recabar información sobre los maestros y las prácticas que proponen. Mucha gente, en los últimos años, comenzó a volcarse al neo-tantra a medida que surgían escuelas serias del mismo, y esto estuvo dado por una cuestión religiosa.

Las diversas tradiciones de tantra tienen, dijimos, diferentes ideas de lo religioso. El tantra hindú se basa en la adoración de los dioses hindúes, el tantra tibetano en la adoración de las deidades tibetanas. El neo-tantra no tiene deidades; esto, en un mundo moderno donde la gente tiene creencias variadas y personales, ayudó a que el neo-tantra se popularice en occidente.

El neo-tantra no propone adorar a ninguna deidad en particular, por lo que permite adorar a lo que sea que el practicante considere que es el absoluto.

Igualmente debemos recordar que el tantra, en sus diferentes versiones y tradiciones, es una corriente de pensamiento que busca la completa libertad y realización del individuo en todos sus planos. Su origen es matriarcal, no es dogmático ni represor.

No está, tampoco, sujeto a creencias, sino que basa todo su potencial de aprendizaje en la experiencia. Es una práctica que, además, hace énfasis en la facultad femenina de producir la vida, por ende no mutila ni condena a la mujer (y a su goce) como los sistemas patriarcales.

Las cuatro clases del tantra tibetano

En el apartado anterior mencionamos que existen diversas tradiciones en relación al tantra. También dijimos que el tantra tibetano es una de ellas y que en el mismo existen (para experimentar lo sagrado, para encontrar aquello que nos hace sagrados) cuatro clases de tantra. Estos son:

- **El tantra de acción.**
- **El tantra de ejecución.**
- **El tantra del yoga.**
- **El tantra del yoga supremo.**

Para comenzar podemos decir que en el tantra de acción se hace hincapié en las acciones externas, que en el tantra de ejecución se da la misma importancia a las acciones externas que a las internas, que en el tantra del yoga se pone mayor énfasis en las acciones internas y que el tantra del yoga supremo es el más elevado y completo de los cuatro.

En las cuatro clases de tantra se transforman los placeres sensuales en el camino espiritual y se busca experimentar lo divino para elevar la conciencia, pero los métodos para hacerlo son diferentes. Pasaremos a explicar brevemente cada una de las técnicas:

• En el tantra de acción, el meditador genera gozo al mirar a una deidad, y luego transforma este gozo en el camino espiritual, en el camino para lograr la liberación.

• En el tantra de ejecución, el meditador genera gozo al imaginar que la deidad le sonríe. La práctica de este tipo de tantra es recomendable para aquellos que ya practicaron la especie de tantra anterior –ya que, como vimos, requerirá más de la imaginación del practicante.

• En el tantra del yoga, el meditador imagina que la deidad lo toma de la mano. Esto requiere de un mayor uso de la imaginación que las especies de tantra mencionadas anteriormente, ya que nuestra mente deberá ocuparse no solo de generar la imagen visual de la deidad sino también las sensaciones que provoca su tacto y también, por qué no, su olor.

• En el tantra del yoga supremo, el meditador genera gozo al imaginar que entra en unión sexual con la deidad. En etapas más avanzadas, realiza este mismo acto de imaginar que se copula con la deidad mientras se mantienen relaciones con la propia pareja, que, de pronto, se convierte en deidad (o mejor: de la que descubrimos, de pronto, que se trata de una deidad, porque en todos existe lo divino y todos somos divinos y sagrados). Debe tenerse en cuenta, sin embargo, que resulta muy difícil utilizar este gran gozo como método para alcanzar la iluminación, ya que esto requiere de mucha práctica y concentración, como dijo el gran Mahasidha Saraha: "La mayoría de las personas consideran el gozo sexual muy importante y hacen un gran esfuerzo para poder experimentarlo, pero muy pocas saben cómo transformarlo en el camino espiritual".

Tantra, despertar el potencial

Porque nos enseña a transformar el goce sexual en el camino espiritual, porque nos enseña a encontrarnos con lo sagrado, el tantra es una herramienta formidable para la transformación humana.

El tantra nos propone un camino que conduce a la liberación; liberación que comienza por el cuerpo. El cuerpo físico es, para el tantra, el inicio de la búsqueda espiritual, es el templo dentro del cual el individuo juega el juego de la vida.

El tantra comienza desde las raíces para poder conocer las alas, la práctica para acceder a lo inmaterial se realiza con lo material, con el cuerpo mismo (el espíritu, lo inmaterial, se eleva así a través del goce físico que se convierte, a través del tantra, en elevación o goce espiritual). Muchos sistemas de espiritualidad niegan el cuerpo, el deseo y el sexo, pero el tantra acepta al cuerpo como sagrado, al deseo como puente de trascendencia y al sexo como fuente de placer, de meditación y de éxtasis espiritual. Es por esto que el tantra es una práctica superadora, su fin mismo es la superación de las barreras que dividen a lo físico de lo espiritual, a lo individual de lo universal, a lo profano de lo sagrado.

El tantra, entonces, nos ayuda a despertar el potencial dormido en nuestros cuerpos, aquello que nos permite que, a través del sexo, podamos elevar el espíritu. Se comienza con conocimiento del cuerpo, del sexo y de sus funciones.

El cuerpo necesita atender varios aspectos para tener salud, para poseer mayor caudal energético y así vibrar en armonía con el universo que es un gran cuerpo. Esto nos enseña el tantra: nos enseña a atender a aquellos aspectos esenciales, a aquellos aspectos que nos permiten ser mejores.

Pero la finalidad última no es el goce corporal, sino la conexión con lo divino o sagrado, por lo que, por más que se comienza con el conocimiento del cuerpo y con la exploración de la propia sexualidad, se realiza esto como medio para, acceder a nuevos o más elevados estrados de la conciencia o del espíritu. Esto es lo que, en definitiva, busca el tántrico y no el mero goce.

Cuando el sexo es sagrado

El tantra nos propone derribar antiguos dogmas, nos invita a un viaje por un mundo nuevo, un mundo donde las esferas del espíritu y la de la materia no están separadas sino interconectadas por un punto de unión mágico, el del sexo.

El tantra nos invita a olvidarnos, entonces, de la proposición cristiana (y cartesiana) que nos enseña la división de lo material y lo inmaterial. El del tantra es el camino mágico que se encuentra a través de la sexualidad trascendente capaz de unir espíritu y materia de la misma forma gozosa en que se unen hombre y mujer.

Con el tantra no es necesario esperar al cielo para lograr el goce absoluto. En el cielo cristiano, recordemos, el éxtasis se logra con la visión de la divinidad. El tantra nos propone visualizar a la divinidad (y alcanzarla) a través de la práctica sexual ritualizada.

Con el tantra, entonces, no hace falta renunciar al cielo para disfrutar del goce terrenal, porque el tantra dice:

"Todo lo que es parte de la naturaleza merece ser respetado, todo lo que es natural tiene un sentido porque la vida en su conjunto es sagrada".

Las grandes religiones monoteístas se propusieron controlar todos los aspectos de la vida del individuo. Se enseñó a los hombres que el goce en la tierra no solo no era bueno sino que era condenable, y que el verdadero goce sería espiritual y se daría en el cielo una vez que el individuo abandonase su cuerpo terrenal, fuente de corrupción y suciedad. Imponer esta cosmovisión era necesario para justificar la miseria en que los religiosos sumían a los pueblos con su dominación (recordemos que sólo en los últimos siglos la función gubernamental se separó de la religiosa, y que en la antigüedad los reyes ocupaban también el lugar de sumos sacerdotes). Prometer una vida futura de goce era una manera de mantener calmos los ánimos de los oprimidos.

El tantra, lo dijimos, no es una religión. Es un culto, pero para practicarlo no es necesario poseer creencias determinadas. Cualquiera puede acceder a la práctica del tantra y para todos será beneficiosa, ya que con el tantra aprenderemos que el goce físico nos eleva y nos enseña a encontrarnos con nosotros mismos.

A diferencia de las grandes religiones monoteístas, el tantra no propone que el cuerpo es sucio y corrupto sino que el cuerpo es hermoso y fuente de divinidad. El goce corporal, entonces, se convierte en el tantra en necesario y recomendable. El tantra es una disciplina de liberación.

El tantra propone algo tan revolucionario para los occidentales como la idea de que el cuerpo es sagrado, de que el amor y el sexo son una parte esencial de la vida de las personas. En el tantra tanto el sexo como el amor (que son misterio) son una manifestación de la divinidad que todos los individuos llevan dentro, y por lo tanto son sagrados.

Frente a unas religiones occidentales, entonces, que proponen que la sexualidad es algo oscuro y condenable (esto llevó a que ni siquiera en el matrimonio el sexo pudiese ser fuente de goce, ya que se lo relegaba a cumplir una función meramente reproductora), el tantra propone que el sexo es sagrado.

Los siglos de represión sexual fueron largos y feroces, pero nadie puede contener la fuerza de la naturaleza (así como no se puede agarrar el agua con las manos) y, desde la oscuridad a la que lo condenaron, el sexo retornó en forma de peligrosos demonios: violencia sexual, violaciones, perversiones donde se busca el placer humillando y dañando a los demás, explotación sexual de la mujer, sexo compulsivo, hastío, frigidez, impotencia.

Un verdadero infierno que ha durado y dura muchos años y que contrasta con la maravillosa y hermosa sensualidad que predica el tantra para fusionar al hombre y la mujer.

El camino del tantra, entonces, es el camino de la liberación. Es el camino que nos enseña que el propio goce es deseable pero que no debe basarse en el sometimiento del otro sino en la exploración conjunta (en pareja) de los misterios que hacen fantástico al universo.

Las mil y una formas de amar y gozar

En occidente, como dijimos, los últimos dos mil años fueron años de represión sexual. Se intentó que la sexualidad se practicara únicamente como método reproductivo, y esto se debió al enorme poder que el sexo tiene. Si se controlaba la sexualidad de los individuos, se controlaba a los individuos. El tantra, en cambio, propone la liberación del individuo a través de la práctica sexual.

La condena del sexo fue acompañada por una condena del cuerpo, pero en especial se manifestó en una condena del goce sexual de la mujer. Desde la historia de Adán y Eva se enseña en occidente que lo que la mujer tiene para ofrecer (la manzana) es sucio e inmoral.

Se consideró a la mujer tentadora y causa de todos los problemas. Se la convirtió en un ser sin capacidad de decidir sobre el propio cuerpo, que pasó a formar parte de las propiedades de su marido, que decidía cómo utilizarlo para su propio goce.

En el tantra todo es diferente y la unión de hombre y mujer es sagrada porque se concibe que lo sagrado es, justamente, el encuentro de las polaridades femenina y masculina. Frente a un Dios varón, como proponen las tres grandes religiones monoteístas, el tantra nos propone una divinidad que es, a la vez, hombre y mujer, porque surge del encuentro de los opuestos (como en el símbolo chino del ying y el yang).

El tantra nos propone la ceremonia sagrada del Maithuna: es la ceremonia del amor, porque se lleva a cabo a través del encuentro sexual de los amantes. Esta unión no es considerada pecaminosa sino sagrada.

Para el amante tántrico su amada es la encarnación de la deidad (la shakti) y en ella habita una fuerza que hay que saber despertar, no hace falta que la mujer sea una reina de la belleza, para su amante se convertirá en una diosa durante la cópula, porque el encuentro sexual permitirá aflorar lo divino que hay en ella.

En la ceremonia del Maithuna, entonces, el varón deberá acercarse a la mujer con devoción y respeto, y la habitación deberá estar bellamente decorada. Habrá cojines por los suelos, frutas y flores para regalar al paladar, al olfato y a la vista. Las velas serán la representación del fuego sagrado y quemarán olorosos perfumes para exaltar los sentidos.

El dormitorio de la pareja se convertirá así en un templo, y la esposa será una diosa, una maga a la que habrá que saber tratar para que pueda destilar todo su poder. Los rituales de bañarse juntos, de perfumar y masajear los cuerpos (de prepararlos para el amor y el gozo) serán sólo los prolegómenos de las mil y una delicias que a los amantes les esperan, porque éstos no tendrán prisa ni límites en la variedad de sus besos, de sus caricias y sus posturas. Las posturas serán variadas y sensuales, como las que describe el maravillosos libro del *Kamasutra*.

El arte tántrico de hacer el amor es sobre todo un arte, una esmerada y refinada forma de despertar uno a uno todos los sentidos: el de la vista con el hermoso decorado y la propia contemplación de la belleza sagrada de los cuerpos desnudos, pero también es el despertar del gusto, del tacto, de los olores sensuales y del oído, porque los amantes sabrán intercambiar no solo hermosas palabras sino todo un repertorio de gemidos y suspiros que los ayudarán en su escalada a las más altas cumbres del placer y el goce.

El hombre deberá saber que el fuego mágico de su amada tarda en despertarse, por eso deberá ser paciente y entregarse a ella con toda su alma para destilar su exquisito elixir.

Deberá también saber que cuanto más goce su amada más energía engendrará todo su ser, por eso la esencia del tantra en lo que se refiere al hombre está en su habilidad para alargar el acto amoroso, para contenerse, para hacer más prolongada e intensa su unión sexual. Solamente cuando su amada alcance las más altas cimas del gozo, sólo cuando el fuego sagrado inflame todo su cuerpo y toda ella sea una resplandeciente hoguera, él podrá abandonarse y se unirá a ella para disfrutar juntos del poder y la magia que han invocado, para arder juntos en el fuego sagrado del amor.

Entonces los dos se fusionarán en un orgasmo cósmico, en un orgasmo que no es sólo sexo, que es también amor, emoción, espíritu, placer e intensidad unidos como las llamas formando parte de una misma hoguera. Así, cabalgando en la ola cósmica del placer, los dos amantes llegarán al cielo, retornarán a la naturaleza divina que hay en ellos. Ya no serán dos sino uno solo, el hombre será también mujer y la mujer hombre; pero no sólo eso sino que serán también más que humanos en ese momento: divinos, mágicos, poderosos.

Cuando el sexo se convierte en la magia más poderosa

En el tantra el éxtasis sexual coincide con la iluminación. Los amantes se convierten en dioses cuando copulan y el poder superior que la pareja alcanza con el orgasmo es capaz de mejorar sus cuerpos, sus espíritus y sus mentes.

Los amantes, en el momento del clímax, estarán cercanos al cumplimiento de sus deseos más íntimos, porque serán divinos. Así, el tantra dará lugar a la magia más poderosa, aquella que es capaz de cumplir los deseos más profundos de los individuos. En la cama, en el momento del orgasmo, los amantes podrán pronunciar (juntos) sus más fuertes anhelos y estos se harán realidad, porque más que un pedido de humanos será una orden que el dios que vive en ellos dará al destino.

Los amantes, para esto, estudiarán las posiciones de sus estrellas para elegir el momento apropiado, harán el amor de la forma que hemos descrito cuando hablamos de la ceremonia del Maithuna y, en el momento único del orgasmo poderoso y dador de vida, pronunciarán juntos un mismo deseo, visualizándolo con toda claridad para que tenga la fuerza necesaria como para hacerse realidad.

El deseo se hará realidad por el poder del sexo, que es poder del amor.

No deberemos de creer en la magia para que nuestros deseos se concreten. Tampoco deberemos, como en los rituales de magia negra, practicar actividades desagradables o prohibidas. Sólo será cuestión de amar y gozar; el tantra no cree que el hombre es un ser oscuro y corrupto, sino que lo considera un ser luminoso y bello, por eso lo más puramente humano (la capacidad de amar más allá del goce sexual) es considerado divino y sagrado.

Nuestros deseos se harán realidad porque amamos a nuestra pareja. De la unión positiva de dos opuestos complementarios nacerá la deidad, que no existirá por fuera de los amantes sino en ellos mismos. Lo divino, justamente, es el encuentro de los opuestos y lo divino es misterio, magia y sensualidad.

La magia tántrica, si bien no es conocida mayormente en occidente, es practicada por todos los tántricos orientales (tanto de las tradiciones hindúes como de las tradiciones tibetanas o budistas). Acercarse a ella y a su poder puede ser maravilloso, los resultados pueden ser sorprendentes, en todo caso, será cuestión de amar y de lograr que, a través del acto sexual, se concreten los más profundos anhelos de la pareja.

El cultivo de las actitudes

El que se va a iniciar en la práctica del tantra probablemente requiera de una serie de consejos en su acercamiento a la disciplina. Como práctica compleja y completa que es, el tantra requiere que sus practicantes cultiven ciertas actitudes.

Sin ellas, la práctica no resultará beneficiosa (servirá, a lo sumo, como divertimento sexual, pero no elevará el espíritu ni cumplirá con sus funciones terapéuticas). Aquí van, entonces, algunos consejos:

No te acerques al tantra buscando únicamente sexo.

Si lo que buscas es solamente sexo, hay muchos sitios donde puedes conseguirlo. La práctica del tantra no logrará que aumentes tu placer sexual de un día para el otro, porque requerirá de práctica, constancia y tesón. Por otra parte, el sexo ritualizado que propone la disciplina puede resultar aburrido para los que se acercan a la misma buscando sexo rápido y satisfacción ligera. El tantra requiere de tiempo y tranquilidad. Los beneficios se logran con la práctica y con el conocimiento profundo de la pareja, por lo que no es útil para encuentros sexuales rápidos o casuales. Si te acercas al tantra buscando únicamente sexo, te lo perderás casi todo.

Cultiva tu voluntad y tu capacidad de esforzarte.

El practicante de tantra debe ser capaz de esforzarse y de controlar su propio cuerpo, sus propias necesidades y sus propias emociones. Debe tener voluntad de superación y ganas de conocerse a sí mismo. Debe ser capaz de tener un papel activo en la vida. La práctica del tantra es un camino global (no en vano se le llama tantra yoga; esto significa que un buen prácticante de tantra es un buen yogui, es decir, alguien que ha alcanzado cierto dominio sobre su cuerpo, su mente, sus emociones y su sexualidad).

Cuida y cultiva tus facultades físicas y tu cuerpo.

El cultivo del cuerpo se consigue mediante el ejercicio adecuado. Se puede practicar yoga o tai chi –la práctica de estas disciplinas es recomendada pero no obligatoria–, lo importante, en todo caso, es hacer ejercicio y mantenerse en forma, porque el tantra requerirá que tengamos un control total sobre nuestro cuerpo. Recomendamos tener una vida sana y activa y alimentarse de manera sana y correcta.

Cultiva tus emociones.

El cultivo de las emociones se consigue desarrollando en nosotros el poder del amor, por eso el tantra es también un camino ético. Cultivar el poder del amor no es simplemente amar a una persona, es amar a la vida como algo global, sentirse parte del cosmos, parte de la naturaleza, buscar el papel que a uno le corresponde en la vida, sentirse útil y hacer algo por los demás. También es amar adecuadamente al propio entorno, a la propia familia, a los amigos, a los hijos y, claro, a la propia pareja.

Cultiva tu mente.

El cultivo de la mente se consigue buscando la sabiduría, tanto la de tipo intelectual (a través de los estudios y lecturas adecuadas), como la sabiduría interior –que se logra desarrollando la intuición y la paz mental. La paz mental se desarrolla con la práctica cotidiana de la meditación, incluida, claro, la meditación de tipo sexual, es decir, aquella que se realiza mientras se hace el amor con la propia pareja.

Cultiva tu capacidad sensitiva y sensual.

Esto se consigue desarrollando y afinando la percepción y buscando el gozo y la belleza mediante el despertar de todos los sentidos: la vista, el tacto, el oído, el gusto y el olfato. La capacidad de gozar aumentará si cultivamos nuestra capacidad de percepción. Es recomendable practicar la caricia sutil con la pareja para aprender a sentir el cuerpo del amante. También es recomendable gozar de todo lo que nos regala la vida: las artes, las comidas, los perfumes. Para esto habrá que adentrarse en sus mundos y aprender a gozar de ellos.

Cultiva tu espíritu.

Esto se consigue manteniendo una adecuada actitud trascendente, una actitud de búsqueda espiritual, de superación personal, de desarrollo místico y de sentimiento de pertenencia a la totalidad de la que formamos parte.

Suponemos que todos los que se acercan a este libro lo hacen para cultivar su espíritu, para intentar ser mejores, para aprender cosas nuevas. Todos ellos verán sus anhelos recompensados por el tantra.

Cultiva tu capacidad sexual.

Esto se consigue viendo al sexo como lo que realmente es, es decir, como algo realmente hermoso cuando es practicado en las condiciones de higiene, afectos, confianza, amor y belleza adecuados. Es en el cultivo de la sexualidad donde la búsqueda del placer o del orgasmo no es algo prioritario, urgente ni condicionante de la relación o del acto en sí, lo que debe buscarse, en todo caso, es la fusión con el amante: la emoción del amor, del dar, de la entrega, del provocar y del producir placer y la adecuada canalización de la energía sexual que se está evocando.

El cultivo del poder sexual se consigue con el control de la mente y de la respiración apoyados por la emoción del amor. Para esto el hombre deberá aprender a controlar su eyaculación, ya que éste es el elemento más débil y vulnerable en la relación sexual, el que más fácilmente desaparece y se volatiliza. El control de la propia eyaculación le permitirá al varón alargar el encuentro sexual con su pareja y alcanzar puntos de goce inimaginables para aquel que no practica la disciplina. Este punto del tantra, el del control de la eyaculación, es el que nos lleva a recomendar a aquellos que se acercan a la disciplina buscando sexo rápido que desistan de su acercamiento, porque el control de la eyaculación requiere de una mente sana y predispuesta, requiere de ganas de superarse y de ganas de hacer gozar a la propia pareja para alcanzar el clímax, el punto de fusión donde dos se hacen uno y ese uno se encuentra con la divinidad.

Hasta acá dimos muchas respuestas, analizamos al tantra desde diferentes puntos de vista... ¿pero qué es realmente el tantra? Aquí, algunas respuestas:

- El tantra no es la enseñanza de los excesos, sino el camino de la comprensión absoluta.

- El tantra no es la enseñanza del placer descontrolado, es la enseñanza del estar completamente consciente de las emociones, los pensamientos y los sentimientos.

- El tantra considera que el sexo es la energía de vida, ya que todo es creado sexualmente.

- El tantra cree que la energía sexual es la energía creadora, por consiguiente es la base de la espiritualidad.

- El tantra usa la energía creadora, el sexo, como el comienzo del camino espiritual no como el final.

- El tantra sostiene que el sexo debe de ser trascendido.

- El tantra cree que todo debe ser experimentado para ser comprendido.

- El tantra permite la libertad total del individuo.

- El tantra es la enseñanza de aceptar la vida total, una vida donde nada es negado o rechazado.

- El tantra enseña que para aceptar la vida total hay que alcanzar el entendimiento.

- El tantra no es sexo solamente.

- El tantra es la vida misma.

¿Cuál es la finalidad?

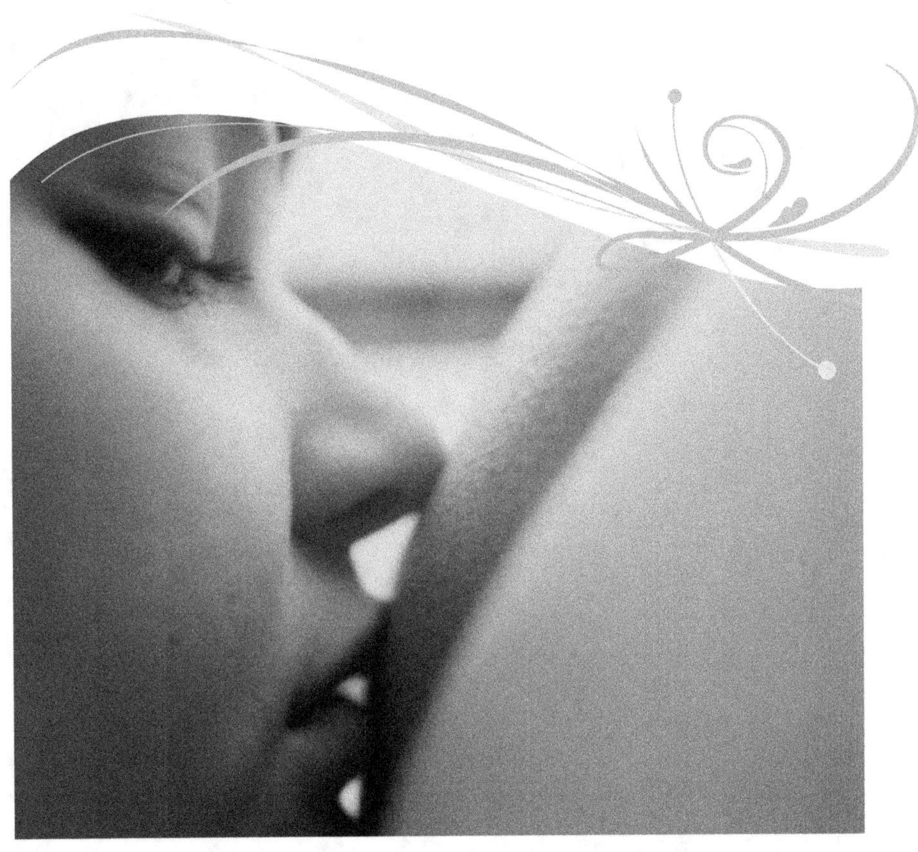

¿Cuál es la finalidad?

La nómina de beneficios del tantra es extensa. Aquí, los detallaremos:

Tantra para evolucionar

El tantra produce transformaciones internas porque enseña a potenciar la propia energía. Lleva de la depresión a la celebración, de la rigidez a la flexibilidad, del estancamiento a la creatividad, del impulso ciego a la conciencia. A través de la práctica diaria el tántrico va modificándose y evolucionando, porque la perfección que es el ser humano es perfectible, no tiene límites ni es estática. El trabajo consiste en desprenderse de la oscuridad que impide ver el diamante, de aquello que nos impide ser mejores para así alcanzar nuevos estados de conciencia.

El tantra, justamente, apunta al completo desarrollo de la conciencia, la libera de sus prejuicios y preconceptos para permitirle alcanzar la evolución infinita para la que nuestro cuerpo está preparado. El límite es el infinito, la divinidad. El límite no existe.

Tantra para acercarnos a la divinidad

El tantra es una disciplina holística, es decir total, completa. Permite que el ser humano atraviese el puente hacia la conciencia sagrada a través de la exploración de su cuerpo y del de su pareja.

El tantra no divide lo que es material de lo que es espiritual, sino que nos enseña que toda división es falsa, que existe algo que une a todo lo vivo. Alcanzar ese punto de fusión con lo eterno es el objetivo del tantra. Para eso se lo practica, para eso fue creado.

El tantra nos permite encontrarnos con lo sagrado, con la unidad original. La unidad original se compone de dos polaridades, a ellas podemos nombrarlas como Shiva (o principio masculino) y Shakti (o principio femenino). El encuentro entre los opuestos que se complementan genera la luz; esto, que tal vez resulte complicado, puede ser fácilmente explicado con un ejemplo de la vida cotidiana.

Pensemos por ejemplo en un enchufe eléctrico. El encuentro del enchufe (el macho) con la pared (que es hembra, que lo recibe) genera la luz eléctrica. El tantra, al igual que el enchufe, permite generar luz a partir del encuentro de los opuestos (del macho y la hembra, del varón y la mujer).

La luz que genera el tantra es la luz de la divinidad. El tantra nos permite encontrarnos con lo divino que hay en nosotros, nos ayuda a elevarnos, a hacernos mejores. El tantra nos enseña a crecer.

Tantra para iluminarse

El objetivo de la práctica tántrica es lograr la iluminación de la conciencia. Este objetivo es compartido por el tantra con diversas prácticas que buscan el moksha, el nirvana, el samadhi, es decir, la liberación del espíritu para que este se eleve hasta el infinito.

Lo que diferencia a las diversas prácticas que buscan la iluminación son los senderos que se eligen para alcanzarla. El tantra nos permite encontrar el camino de la iluminación transitando el sendero de la exploración sexual; es un sendero hermoso, fascinante.

El tantra se apoya para esto en técnicas sexuales específicas que ayudan a potenciar las sensaciones (y las sensaciones, hay que recordarlo, son todo). Todo lo que sabemos del mundo lo sabemos a través de nuestra percepción, por eso afinar nuestras percepciones nos ayuda a saber cada vez más y más acerca del mundo que nos rodea; la actividad sexual es considerada Sadhana, es decir práctica espiritual, oportunidad de iluminación.

En el tantra se usa el sexo ritual (Maithuna), para que la energía espiritual (Kundalini) se despierte en la sagrada zona sexual y ascienda por el conducto de la columna astral (Sushumna) hasta lo alto de la cabeza; es decir hasta el chakra de la coronilla (Sahasrara) provocando la iluminación.

El proceso de lograr la iluminación será gradual (por lo menos en principio), llegará un momento en que el tiempo se acelerará y los progresos serán rapidísimos. Pero en general los cambios serán leves y suaves; sólo las catástrofes, recordemos, son repentinas, y en eso consiste su poder destructivo. La belleza es suave, la belleza es tranquila y llena de paz, por eso el tántrico deberá saber esperar, y su capacidad de esperar deberá ser cultivada con meditación.

Paso a paso, purificando el cuerpo, tornándolo flexible y fuerte, alimentándose de energía (Prana) a través de ejercicios respiratorios (Pranayamas), posturas físicas (Ásanas) y danzas, el tántrico irá limpiando los meridianos del cuerpo energético (Nadis); purificando las emociones y los pensamientos estará recorriendo entonces el camino de la iluminación, el camino de los caminos, aquel que conduce hasta el infinito, aquel que conduce hasta la divinidad.

Tantra para meditar

El tantra es un excelente método para meditar. Y llegamos entonces a un momento donde debemos aclarar un punto importante: los occidentales entendemos generalmente al meditar como meditar sobre un tema, es decir, pensar acerca de un tema que nos preocupa. Para el occidental, meditar es reflexionar, repensar una situación dada.

Para el oriental, en cambio, el meditar implica liberarse de los pensamientos. Meditar, para los orientales, es poner la mente en blanco, liberarla de sus preocupaciones cotidianas para dejarla volar hasta el infinito, hasta lo sagrado, hasta encontrarse con la deidad.

Cuando decimos que el tantra es una práctica meditativa, entonces, no queremos decir que el tantra nos ayudará a reflexionar sobre diversas cuestiones mientras hacemos el amor, más bien queremos decir que nuestra mente se elevará hasta allí donde los pensamientos no existen.

La meditación que nos propone el tantra (como la que nos propone el Tai Chi chino, una práctica que no incluye el desarrollo de la sexualidad pero sí el mejoramiento del cuerpo a través del combate de los opuestos) es una meditación en movimiento.

La mente vuela no mientras estamos quietos sino mientras nos movemos en el acto sexual, esto porque el tantra (como el Tai Chi) se basa en el símbolo del ying y el yang, que es el símbolo del encuentro de los opuestos (opuestos que solo encuentran el equilibrio en la movilidad, porque el equilibrio es siempre cambiante –esto se da por la existencia del factor tiempo, que hace que todo se modifique aunque se mantenga inmóvil en el espacio).

La meditación en movimiento que nos propone el tantra nos permitirá relajarnos y encontrarnos con nosotros mismos. El estrés desaparecerá y nuestra vida mejorará, será más luminosa, será más plena.

Tantra para bailar

Existen técnicas especiales para distribuir la propia energía por todo el cuerpo. Y estas técnicas se basan en la danza y en la música, porque el tantra sostiene que la vida misma es una danza continua y sagrada; danza de materia en el espacio infinito, danza de sensaciones en el individuo, danza de colores, ruidos, gustos y olores que constituyen la realidad.

A Shiva (el espíritu de lo masculino) se lo representa como un bailarín. Mientras el varón se acople a la mujer en el acto sexual, entonces, deberá comportarse como un bailarín. Su control del cuerpo propio deberá ser completo, y su capacidad de reaccionar adecuadamente a los movimientos de la pareja deberá ser enorme.

El tantrismo afirma que todo es energía. Para distribuir adecuadamente la energía por todo el cuerpo, el practicante del tantra deberá comportarse como un bailarían que encuentra el ritmo preciso de la música y comienza a vibrar siguiendo ese ritmo. Será cuestión de encontrar el ritmo justo (un ritmo que será propio, y que nos elevará).

El del tantra no es, entonces, un camino de santos serios, sino de Budas alegres. El tantra hará que dancen todas las células del cuerpo, hará que dancen las propias emociones y sensaciones, hará que el corazón se colme de entusiasmo y se llene de ganas de vivir.

Con las danzas tántricas es posible entrar a estados muy profundos de meditación en movimiento, dejando muy atrás el estrés, los prejuicios y todas las falsas creencias. Con la danza el tántrico se libera y estimula su energía Kundalini, con la danza el tántrico abre el camino al goce.

Tantra para rejuvenecer

La practica tántrica es rejuvenecedora, sanadora y generadora de energía. Hoy día sabemos que, así como las penas y las preocupaciones causan estrés y enfermedades, la dicha y el goce nos llenan de energía y de fuerza; así, dicha y goce se convierten en el mejor y más natural elixir de juventud.

La historia del tantra está llena de viejos sabios y centenarios que siguen viviendo su sexualidad de manera activa y plena; esto, porque mientras los alquimistas occidentales buscaban transmutar vulgares metales en oro, los alquimistas orientales se afanaron en la búsqueda de la inmortalidad (muchos médicos taoístas recomendaban la práctica sexual consciente no solamente para mantenerse fuertes y jóvenes hasta edad avanzada sino también para curar muchas enfermedades, y desarrollaron todo un recetario de terapias sexuales en las que determinadas posturas y ritmos sirven para tratar un gran número de dolencias).

Esta función terapéutica del goce se basa en la aceptación del ser humano como un todo, en la creencia de que el ser humano posee infinitas conexiones internas que vinculan sus diversos órganos de maneras sutiles y complejas (la misma creencia existe en China, y esto permitió el desarrollo de una disciplina terapéutica como la acupuntura, que sólo en los últimos años comenzó a ser aceptada en occidente, pero que cuenta con una larga tradición en oriente).

El tantra, entonces, no nos propone únicamente intensificar nuestro goce sino que nos enseña a mejorar nuestra calidad de vida a través de la práctica del sexo consciente. El tántrico sabe que, si sufre una dolencia, la mejor terapia consiste en meditar y encontrarse consigo mismo. Para esto utilizará la exploración por su sexualidad. El tántrico sabe, además, que si medita con tesón, sus problemas desaparecerán porque se encontrará con un infinito donde las dolencias no existen, donde las mismas desaparecen.

Tantra para gozar

En el tantra el cuerpo es a la vez sujeto y objeto del culto, porque el cuerpo es entendido como un templo, es decir, como un lugar privilegiado del espacio donde operan las fuerzas cósmicas.

En el cuerpo, como dijimos, están presentes las energías supremas de Shiva y Shakti, que penetran todo lo que existe. El cuerpo es entonces un gran depósito de poderes, y el objetivo del ritual tántrico es despertar esos poderes a fin de alcanzar su expresión más lograda. El tantra propone despertar las potencialidades latentes y así expandir la propia personalidad hasta hacerla coincidir con lo sagrado, hasta alcanzar el éxtasis.

El éxtasis que nos propone el tantra se alcanza a través del goce sexual, por eso la disciplina nos enseña a intensificar el goce a través de la práctica del sexo ritual.

El ritual apuntará al principio a ayudarnos a tomar conciencia de las fuerzas cósmicas que operan en nuestros cuerpos.

Después de haber tomado conciencia de éstas fuerzas cósmicas será el momento de despertarlas por medio de prácticas yóguicas como el antes mencionado Pranayama, pero sobre todo mediante el sexo ritual, a través del cual se alcanzará el clímax o punto culminante, el punto donde no hay más allá, el punto último, el punto definitivo.

El ritual tántrico recibe el nombre de Pancatattva, que quiere decir literalmente los cinco elementos. Se utilizan para el ritual cinco elementos, cada uno de los cuales está relacionado directamente con uno de los cinco grandes elementos de la tradición aristotélica:

- **A la utilización del sexo (Maithuna), le corresponde el éter.**
- **Al vino u otras bebidas embriagadores (Madya), el aire.**
- **A la carne (Mamsa), el fuego.**
- **Al pescado (Matsya), el agua.**
- **A los cereales (Mudra), la tierra.**

Como los nombres de las cinco sustancias comienzan todas por la letra m, el ritual secreto tántrico ha sido llamado también el ritual de las cinco M (o Pancamakara).

El rito consistirá en un encuentro donde estarán presentes los cinco grandes elementos representados cada uno por el elemento antes mencionado. La unión sexual, entonces, formará parte de un encuentro en el que se comerá y se beberá, de un encuentro donde todas las sensaciones físicas se verán agasajadas.

La presencia de los cinco elementos esenciales convertirá al encuentro en mágico. Los sentimientos aflorarán y nos volveremos divinos, nuestra capacidad de goce aumentará y nos encontraremos con lo sagrado. Como nos dice el siguiente extracto del "Lukarnarva tantra" (VI, 56):

"El adorador entra en el ritual cuando accede al estado de conciencia en que percibe la divinidad, en que está verdaderamente en relación con lo divino, en que se ofrece a lo divino. Para ello, hay que tomar conciencia de la propia divinidad".

El cuerpo, en el tantra, es divino, es decir, permanentemente producido por la inteligencia suprema que lo mantiene con vida. Esta inteligencia reside en el ser profundo de cada uno de los individuos pero no en el yo.

Para dejar al yo de lado, se utilizará el ritual. La práctica ritual le permite al hombre convertirse en otro, porque lo aleja de sus preocupaciones cotidianas para sumergirlo en un mundo donde todo está pautado o reglado. El individuo que cumple con un ritual ve así borrada su individualidad, porque justamente realiza una práctica de la misma manera en que la realizan todas las demás personas que practican la disciplina. Y cuando el yo desaparece, aparece el ser profundo.

Cuando esto sucede, el cuerpo se convierte en divino, y el goce aumenta. Con esto, el cuerpo se cura. Goce sexual y terapia se encuentran así en el tantra y la vida, de esa manera, se hace mejor y mejor.

Para todo esto sirve el tantra

Para acercarse a la divinidad, para iluminarse, para ser mejor, para gozar. Para todo esto sirve el tantra. Los beneficios que produce la práctica de la disciplina son múltiples.

Para conocerlos mejor, los clasificamos entre beneficios individuales y beneficios para la pareja. Estos son:

Beneficios individuales:

• El tantra ayuda a generar más energía, vitalidad y salud en los cuerpos de cada uno de los amantes.

• El tantra debidamente practicado cura, regenera, rejuvenece, vitaliza y aporta mucha energía para la vida cotidiana.

• El tantra acrecienta el magnetismo y el poder personal.

• La práctica del tantra aumenta la autoestima, la sensación de valía personal, la capacidad para vivir en el aquí y el ahora, de tomar decisiones y buscar la armonía.

• El tantra ayuda a curar y sanar las heridas emocionales y los bloqueos psíquicos que se puedan tener ya que la invocación continua del amor y la permanencia consciente en sensaciones de plenitud y gozo aumentan y potencian la conciencia de que la vida puede ser realmente bella y agradable con nosotros.

• El tantra permite al practicante lograr una mejor comunicación con su subconsciente, desarrollar los sentidos psíquicos y mejorar la calidad de los sueños, además de ayudar a desarrollar la intuición y la clarividencia.

• El tantra tiene una visión global del ser humano, es un camino que trasciende la dualidad y por lo tanto ayuda a la armonización del individuo, a fusionar en cada uno lo intelectual con lo intuitivo, lo emocional con lo racional. Ayuda al ser humano a convertirse en un ser completo.

• La práctica de canalizar la energía sexual y reconducirla al cerebro es una poderosa estimulación neuronal, por lo que la práctica del tantra aumenta la eficacia mental y armoniza a los dos hemisferios del cerebro.

• La práctica del tantra ayuda a las personas a relacionarse con los miembros del sexo opuesto, ya que la actitud tántrica de respeto hacia la pareja permite lograr relaciones duraderas y positivas.

• Por último, la práctica de la disciplina aumenta la capacidad sexual, la capacidad de gozar del sexo a través de su control.

Beneficios para la vida de pareja:

• La práctica tántrica es capaz de aumentar el placer de la mujer y la capacidad femenina de tener orgasmos. Satisfacer plena y totalmente a la mujer es algo necesario en el tantra por dos motivos:

1. Por el culto que la disciplina hace de lo femenino, por considerar a las mujeres como encarnación del poder fecundo de la naturaleza y por lo tanto considerarlas de naturaleza mágica.

2. Por considerarlo fundamental para unas relaciones armónicas y satisfactorias en la pareja, pues para que la relación de pareja funcione realmente bien no debe haber resentimientos, ni conscientes ni inconscientes, ni del hombre ni de la mujer.

• El tantra convierte a la mujer en una mejor amante pues la hace más activa, despierta, desinhibida y colaboradora del hombre en la búsqueda de un gozo mutuo más total.

• Al aumentar la capacidad de goce de la mujer, el tantra también beneficia al hombre: aporta una mayor confianza, intimidad, comunicación y plenitud sexual entre ambos amantes, fomentando la fantasía, la capacidad erótica, las habilidades de comunicación y la capacidad de satisfacerse mutuamente sin miedos, sin tabúes.

• Al estar basada en el armónico desarrollo de los sentimientos y en el poder del amor, la práctica tántrica ayuda a lograr una mejor comprensión emocional en la pareja y a sanar a la misma limpiándola de los conflictos y resentimientos que puedan existir en su seno.

• El tantra piensa (al igual que la moderna sexología) que si uno de los polos de la pareja siente algún tipo de insatisfacción o frustración, sobre todo sexual, esto engendrará resentimiento (consciente o subconsciente) que afectará más tarde o más temprano a la relación. Los rituales tántricos ayudan a superar esos resentimientos y a que la relación permanezca con más brillo y pasión durante más tiempo.

• La práctica del tantra convenientemente realizada, en resumen, ayuda a mejorar la autoestima, la capacidad de amar, el desarrollo del poder personal, el despertar de los sentidos psíquicos y la mejora global de la vida de pareja. Por todo esto se le ha considerado desde siempre como un camino mágico o de superación personal, y de búsqueda de armonía en la pareja de los más eficaces que pueden recorrerse.

El sexo tántrico

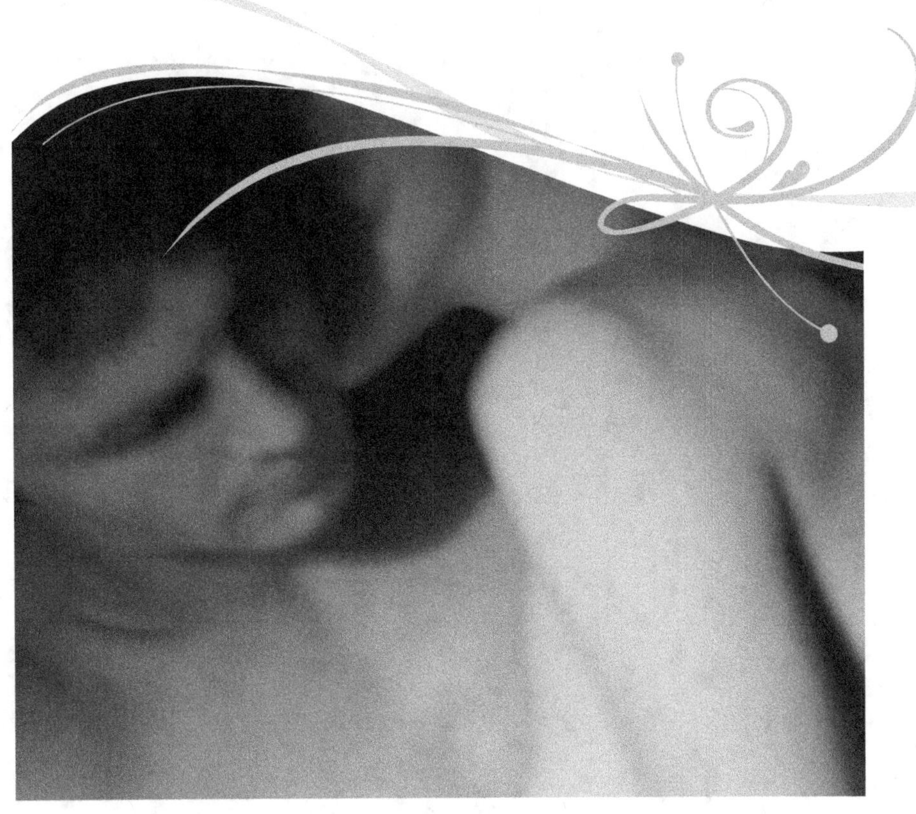

El sexo tántrico

¿Cómo potenciar el goce? ¿Cómo alcanzar la iluminación? Estas serán las preguntas que nos guiarán en nuestro recorrido. Las respuestas nos enseñarán que es posible trascender el propio cuerpo a través de la acción del mismo cuerpo, que es posible salirse de lo humano a través de lo que es más específicamente humano: la capacidad de amar.

Ante todo debemos mencionar que el sexo tántrico se enmarca en el contexto del tantra, proveniente de la antigua India y del Tíbet. El sexo tántrico era originalmente una práctica abierta a todos, es decir, sin distinción de castas, que permitía acceder a la trascendencia.

Dentro de las premisas fundamentales del sexo tántrico estaba el respeto incondicional por todos y la libertad por igual para todos los seres humanos, por esto el tantrismo, como dijimos, ha sido objeto de persecuciones por parte de los diversos invasores que azotaron la India: los arios, el Islam en la Edad Media y los ingleses puritanos de la colonización. Si se practica el tantra se es libre y los invasores no querían tratar con seres libres porque a éstos no se los puede dominar. Por eso prohibieron al tantra, para terminar con la posibilidad de la iluminación.

La concepción del sexo tántrico

En el tantrismo la mujer encarna el poder y el hombre la capacidad de maravillarse, por eso no debe sorprendernos el hecho de que numerosos maestros de tantra sean mujeres. Ciertos legados sólo se transmiten a mujeres, y la mujer, cuando es discípula, disfruta de un prestigio mayor que el hombre, desde el punto de vista de la energía, del valor y de la intensidad de su visión. Los textos lo expresan con claridad:

Aquello que un tántrico logra en un año,
una discípula lo consigue en un día.

En el sexo tántrico la integridad moral de la mujer no tiene mácula; es, por tanto, una concepción muy distante de la que la considera como el origen del pecado, la tentación y la condena, como nos enseñan las tres religiones monoteístas más importantes.

La concepción del sexo tántrico no hace distinción entre lo puro y lo impuro, la belleza y la fealdad o el bien y el mal. Al igual que en la concepción taoísta de ying y el yang, los opuestos se complementan configurando el proceso de lo divino.

Estos patrones de valoración absoluta de la mujer y de lo femenino (que es vista como sagrada por ser dadora de vida) que están presentes en el tantrismo constituyen patrones de relación diferentes a los conocidos en occidente, y tienden a la armonía; la espontaneidad y sinceridad, la filiación y la sinergia. En contraposición, entonces, a un occidente que nos enseña que lo masculino es superior a lo femenino por ser más fuerte, el tantrismo nos enseña (como el Tai Chi chino) que en la suavidad reside la mayor fortaleza y, claro, que en lo humano, que es lo más endeble, existe la divinidad, que es lo más fuerte y poderoso.

En estas concepciones la divinidad está en el ser humano, no más allá de éste, y se manifiesta a través de su modo de vivir. Los tántricos, por eso, han sido y son personas sensuales. En último término, su objetivo no es exclusivamente experimentar más placer y felicidad sexuales, sino reconocer en todo la acción divina.

A semejanza de lo que hace el taoísta, el tántrico no excluye nada de su vida mientras no lesione a otra individualidad. Por eso en el tantra se practica la unión de los opuestos ying-yang: la idea es que cada individuo posee un ying y yang individual que se conecta con el ying-yang de su pareja; y aunque la generalidad habla de la unión de lo masculino con lo femenino, puede también conceptuarse la unión de lo femenino-ying con lo femenino-yang o lo masculino-ying con lo masculino-yang.

El orgasmo cósmico

Somos un cosmos viviente porque dentro de nosotros viven millones y millones de células dotadas de su propia conciencia. Son en realidad entes individuales aunque pertenezcan al universo de nuestro cuerpo.

Cuando la felicidad y el gozo más profundo conmueven nuestro ser, cada una de nuestras células vibra con esa dicha irradiando su mayor potencial de energía y ese fabuloso microuniverso que es nuestro cuerpo se llena de un gozo pleno y luminoso, de una música de las esferas que lo llena todo con su armonía.

Esta música maravillosa no es ni más ni menos que el mítico orgasmo cósmico que persiguen los tántricos. Algo que va más allá de una mera experiencia genital o sensorial porque es una experiencia holística que implica a todo el ser.

Para lograrlo, el ritual tántrico nos enseña a alargar la experiencia erótica e implicar en ese acto sublime y sagrado a todos nuestros sentidos, conciencia y emociones; para que cada una de las células y neuronas del cuerpo participen de esa explosión de luz y energía que vitalizará todo el cuerpo.

El tantra propone elevar la energía sexual a la conciencia para lograr la iluminación y la iluminación es esto:

"Un sentimiento de dicha inenarrable donde nos sentimos parte del universo, donde nos percibimos como universo, donde experimentamos una armonía y plenitud totales en todos los ámbitos de nuestro ser".

No es un mero placer genital. Esta sensación, este sentimiento, esta vivencia, es algo que nos puede acompañar durante horas, durante días y durante mucho tiempo. Ésta es la gran diferencia con el orgasmo meramente sexual que, pudiendo ser muy intenso, es una experiencia que pasa dejándonos siempre la sensación de brevedad, de instantaneidad y fugacidad por muy prolongado que haya sido.

El orgasmo cósmico es una experiencia, una plenitud que permanece mucho más tiempo y que una vez experimentado puede ser despertado casi por cualquier cosa que nos recuerde esa conexión sagrada de plenitud y armonía entre nosotros y el universo.

El uso tántrico de la energía sexual

Para el tantra la energía sexual es realmente poderosa y en el acto sexual se genera una gran energía que hay que aprender a usar y a controlar. Naturalmente esta energía llega a su cumbre en el momento del orgasmo, pero el problema es que a partir de ahí baja o disminuye bruscamente.

Esto es cierto sobre todo cuando se vive el sexo como un desahogo, cuando hay una gran necesidad o cuando el acto sexual está enfocado a lograr más o menos obsesivamente el orgasmo. Este probablemente llegará más pronto que tarde si todo es normal, se generará un cierto nivel de energía pero enseguida caerá en picada. Esto es, para el tantra, desperdiciar la energía.

El tantra propone que la aprovechemos mejor y su primer planteamiento es obvio y sencillo: prolongar el coito y sus prolegómenos. Si analizamos el acto sexual se compone de diversas fases en que el gozo y la excitación van aumentando y de una única fase final –orgasmo– donde todo casi termina bruscamente.

La primera cuestión, entonces, consistirá en alargar al máximo la fase previa a la penetración y también el coito en sí antes del orgasmo; como ambas fases son también placenteras se aumentará el gozo y la plenitud que nos pueda aportar el sexo.

Esto además tiene muchas ventajas. La primera es satisfacer plenamente a la mujer, llegar a posibilitar que sea multiorgásmica y que su propia plenitud despierte en ella los poderes mágicos que toda mujer encierra.

¿Pero cómo lograrlo?

• Lo primero es muy sencillo: alargar los prolegómenos del coito, estimular los juegos eróticos y las caricias. Con ello se aumentará tanto el nivel de excitación como de energía que la sexualidad despierta en ambos amantes.

• Lo siguiente es un poco más difícil pero no tanto: desarrollar la conciencia en medio de la excitación erótica para canalizar conscientemente esa energía que estamos despertando. Esto se consigue con la actitud y respiración adecuadas durante el acto sexual.

• Lo siguiente es durante el coito en sí, es decir, durante la penetración: controlar al máximo la eyaculación para al menos demorarla e incluso suprimirla.

• Lo último es utilizar ese tiempo, esa concentración y esa forma consciente de hacer el amor para primero extender la energía sexual por todo el cuerpo (vitalizando y haciendo partícipe del gozo a cada una de nuestras células) y por último hacerla subir al cerebro.

En el tantra, entonces, todo el proceso sexual deberá ser consciente: la mente y las distintas técnicas que se usan están presentes para canalizar adecuadamente esa energía sexual que estamos generando, el cuerpo debe vibrar con la energía, con un gozo donde se unen emoción, sexualidad y sensualidad pero la mente debe estar en calma, la respiración debe ser controlada y profunda y debe haber una voluntad de trascender, de llevar la experiencia sexual más allá de lo ordinario para hacerla realmente cósmica.

Para ello la energía sexual debe llegar al cerebro, iluminar y llenar con su fuego cada una de las miles de millones de neuronas que tenemos. Esto produce una superestimulación neuronal que tonifica el cerebro, lo vitaliza y lo llena de energía y, sobre todo, hace que funcione de una forma global, fusionando las dos áreas o hemisferios en que se divide el mismo: la intuitiva y la racional.

El control de la eyaculación

Cierto es que tras el orgasmo el hombre puede permanecer parcialmente activo en cuanto al sexo y abierto a la ternura y las caricias pero perderá más o menos temporalmente su erección y más aún sus ganas de seguir con la actividad sexual, ya que se sentirá desde demasiado relajado hasta incluso cansado o con ganas de dormir.

Por eso, para alargar la experiencia sexual, el hombre debe controlar su eyaculación y para ello no debe buscarla como si fuese una certeza o culminación de su placer. Es el final de su placer y de su gozo y por lo tanto lo conveniente será demorarla lo más posible.

El hombre debe pensar que controlar su eyaculación no es renunciar a su placer sino prolongarlo en una medida diferente, no es subir a una encrespada montaña para caer abruptamente sino recorrer un largo y hermoso valle que va ascendiendo poco a poco; si se persevera en el camino, se será capaz de admirar las cumbres más altas y más elevadas, aquellas donde la divinidad puede ser contemplada a simple vista.

El control de la eyaculación no significa renunciar totalmente a eyacular. En principio se trata de demorar la eyaculación lo más posible. Si se desea se puede terminar el acto sexual eyaculando, también se puede prescindir de eyacular durante algunos coitos para mantenerse con ganas de continuar la práctica sexual.

Desde luego que no es positivo una renuncia total a la eyaculación, salvo que se esté en un camino total de trascendencia y se conozca muy bien la técnica de transmutar la sexualidad en espíritu y conciencia.

Controlarla parcialmente sí puede ser interesante, es decir, eyacular cada cinco, ocho, diez o quince coitos dependiendo de la edad, la estación del tiempo, el estado de salud y las metas propuestas. Esto es interesante como método para tener un mayor vigor sexual, para tener más capacidad para el sexo, para disponer de más energía física y también psíquica.

Para los taoístas el control de la eyaculación es utilizado como método curativo para multitud de dolencias, existiendo las recetas de hacer el amor varias veces al día sin eyacular para un buen número de enfermedades, pero sobre todo el control de la eyaculación ha sido usado como método de alargar la vida y tener vitalidad hasta una edad muy avanzada.

Para los tántricos el control de la eyaculación es usado más bien como método de trascendencia y de acceder a una conciencia superior. Con respecto a la pareja la necesidad del hombre por controlar su eyaculación se refiere más bien a poder prolongar el acto sexual y lograr que su compañera tenga una serie de orgasmos muy intensos y profundos que despertarán su naturaleza mágica y una gran energía en ella que beneficiará también al hombre indirectamente.

Por último, controlando su eyaculación y uniendo a la energía sexual el poder de la emoción, del amor, el despertar de todos lo sentidos y la búsqueda espiritual, el hombre puede entonces lograr un tipo de orgasmo diferente y más poderoso, un orgasmo cósmico que no tiene fin sino que puede acompañarle durante días y ser removido o despertado por cualquier experiencia positiva.

El sexo sin prisa

El tantra aconseja, como dijimos, la no eyaculación en el hombre, porque considera que la energía que normalmente es liberada hacia afuera en la eyaculación puede utilizarse si la transmutamos en óleo vital (llamado Ojas Shakti). Este óleo es capaz de hacer que la energía no baje nuevamente a la tierra sino que ascienda por la columna astral y active los siete chakras de la conciencia. En esta activación la energía se eleva y permite lograr la percepción interna de la luz interior como una puerta que se abre al infinito.

La energía sexual es fuente de placer, de vida, de transformación. Por supuesto que está unido a la conciencia y a la meditación. No usa al sexo como una descarga genital sino como intercambio de las energías femeninas Shakti y masculinas Shiva para sentirse uno solo y lo mismo con el amante y, así, con el universo.

El tantra sostiene que en un comienzo fuimos un ser andrógino, un solo ser, mitad mujer, mitad hombre. El sexo (de la raíz sectus, es decir: dividir, cortar, separar) fue lo que provocó la división, porque es lo que divide y diferencia a los amantes. El sexo, entonces, es lo único que permite lograr la unión de lo que alguna vez fue separado. Por eso el sexo tántrico, porque nos devuelve a un momento anterior al tiempo, a un momento donde todo estaba unido (un momento, diríamos en occidente, anterior al Big Bang).

La activación de los chakras

En la unión sexual que nos propone el tantra debe implicarse todo el cuerpo, sentimientos, células, mente (en suma: la totalidad del ser humano, entendido éste desde una visión holística). Las diferentes técnicas de estimulación sexual tendrán su expresión en el alineamiento y activación de los chakras (los puntos sensibles) de ambos amantes.

Es que el sexo, en el tantra, se practica con todo el cuerpo o para decir mejor: con todo el ser. Esto es lo que permite la activación de los siete chakras del cuerpo humano.

• Con el deseo mutuo y la excitación genital se activa el primer chakra, ayudado además en su despertar por el perfume del incienso y los propios aromas sexuales de cada amante.

• Los besos, la estimulación oral, el gusto de la piel fresca y perfumada en las caricias orales, el roce de las lenguas, estimulan y activan el segundo chakra de los amantes, el Swadhistna, que corresponde al sentido del gusto y que activa las secreciones y fluidos genitales.

• La contemplación de los cuerpos desnudos, de la belleza de los objetos rituales que se hayan podido poner en la habitación y especialmente la capacidad de ver con nuestros propios sentidos psíquicos la divinidad presente en nuestro amante, activan el chakra Manipura o tercer chakra, que está relacionado con la vista.

• Las caricias por toda la piel (especialmente en el pecho), tanto del hombre como de la mujer, las sensaciones en el pene, el clítoris y la lengua activan el cuarto chakra o Anahata, relacionado con el sentido del tacto.

• Los sonidos y gemidos de placer, las palabras estimulantes, los susurros y las expresiones de amor despiertan y activan el quinto chakra o Vishuddhi, relacionado con el sonido.

• Todos estos chakras son estimulados en cualquier unión amorosa convencional que, cuando llega al orgasmo, en ese grito o gemido con que termina activa el chakra superior de la garganta o sexto chakra.

• Dependiendo de si hemos hecho las cosas bien canalizando adecuadamente la energía sexual al cerebro podremos en un orgasmo extendido activar también los chakras superiores y el tercer ojo aumentando la intuición y la capacidad de clarividencia.

La búsqueda de la ascensión mutua

El trabajo del tantra comienza, pues, en el primer chakra o chakra de base de esa pirámide de los chakras. Los practicantes de este arte pueden ayudarse mutuamente a incrementar el placer sexual y amplificar la atracción pura.

Algunas personas, demasiado inmersas en el pensamiento occidental, quizás rechacen este intenso sentimiento sexual o lo crean algo no deseable. Pero si este sentimiento se usa con la intención de lograr la progresión espiritual, el placer se convierte en la puerta que lleva a estados más elevados del ser, desde este punto de vista, el sexo es un vehículo para obtener cosas mejores.

El placer se convierte en una máquina propulsora que impulsa a la pareja hacia las más elevadas altitudes del amor espiritual y del éxtasis. Como todo en la vida, el intento es la primera clave para generar este evento mágico. El intento es aquello que se busca cuando se realiza algo, es lo que se quiere lograr.

En la mayoría de los casos, el intento de las personas mientras mantienen relaciones sexuales es el de disfrutar con la estimulación genital, a lo sumo hacer gozar a la pareja u obtener placer mutuo. Pero si se usa el intento para amar mientras se está disfrutando, no solamente se incrementa el placer, sino que se fortalece el amor de pareja y la comunicación de la misma.

Así, la práctica tántrica se convierte en una meditación mutua, por encima tanto del placer como del amor, de forma simultánea, esto es tan simple como lograr sentir placer en el primer chakra y amor en el cuarto al mismo tiempo, ciertamente no es un hecho tan esotérico.

Para aquellas parejas que tienen aspiraciones más elevadas, se puede añadir un tercer elemento del intento, que es el éxtasis espiritual, que se puede sentir en el séptimo chakra, situado en la coronilla, en lo alto de la cabeza. Este enfoque sobre el chakra de la coronilla es similar a la elevación del Chi (en chino, energía) en el Yoga Kundalini, y puede tener idénticos efectos espirituales e incluso mejores.

El séptimo chakra es el que está más estrechamente armonizado con el alma. Es en este donde recibimos comúnmente mensajes e influencias desde el alma o el ser superior. Cuando dos personas enfocan su intención en el otro simultáneamente, mientras mantienen la conciencia en sus siete chakras, comienzan a experimentar lo que es llamado comunión del alma; esta, lo adelantamos, puede ser realmente exquisita.

Así que, en esencia, el sexo no solo es necesario para el intercambio del primer chakra o del placer. Puede ser también una forma de alinear las energías psíquicas e intentar con el compañero o compañera niveles de placer/orgasmo, amor/reverencia y éxtasis/comunión del alma (primero, cuarto y séptimo chakra respectivamente). Este es, pues, un buen acercamiento a la unión taoística del hombre y de la mujer.

La persona observadora se dará cuenta de que el placer en el sexo se incrementa o decrece dependiendo de los pensamientos que se estén teniendo en ese momento. Detrás de cada pensamiento está también el correspondiente intento. Cada intento que mantenemos crea su correspondiente efecto psíquico. Así que para nuestro propio placer y para el de nuestro compañero el intento es algo que hay que tener en cuenta, ya que es muy relevante.

El intento usado por las personas durante el sexo es muchas veces egoísta. Esto quiere decir que se busca el placer sexual solo para uno mismo, aunque sea a expensas del compañero. El tantra, en cambio, nos propone el intento de acrecentar el propio placer con el placer del otro.

De esta manera, uno se acerca al sexo opuesto con reverencia y el varón entra en la mujer tal como entraría en un templo sagrado en donde se tienen tan solo los pensamientos y sentimientos más puros de adoración a la deidad.

Cuando mutuamente se sostiene este intento tiene lugar una reciprocidad psíquica de una vibración muy elevada. Así como una mujer se eleva por la adoración espiritual del hombre, así se eleva también su estado de conciencia; esto es particularmente cierto durante el sexo, porque el sexo tiende, como ya mencionamos, a abrir todos los chakras y a estimular poderosamente el flujo de energía.

Desde esta posición elevada, la mujer entonces puede elevar el nivel de conciencia del hombre aún más. Cuando esto ocurre, éste obtiene aún más poder personal. Con este poder aumentado, él la eleva a ella –y así hasta el infinito– hasta ese lugar mágico donde todo es todo.

Practicada con disciplina, esta técnica puede ser usada para acceder a cada vez más elevados estados de conciencia o, en otras palabras, niveles de iluminación mutua. Se podría llamar a este proceso la mutua ascensión y es una de las prácticas tántricas más nobles.

En estas condiciones, el sexo no tiene por qué incluir el orgasmo, o puede retrasarlo durante largos períodos hasta que mutuamente se alcance el éxtasis. La mente espiritualizada puede elegir en esta práctica la forma del no orgasmo, aunque se esté practicando sexo, simplemente manteniendo el incremento de la vibración en el otro y el nivel de energía indefinidamente.

En esta práctica generalmente no es necesario estimular el movimiento físico, ya que la misma puede tomar la forma de la meditación de grupo para así experimentar sentimientos y sensaciones profundos, sutiles y mutuos.

Tal práctica también puede incluir sexo muy dinámico, con mucho movimiento físico, para incrementar la intensidad del placer, o se puede alternar entre ambos extremos. Pero aparte de la técnica en sí, para obtener los mayores beneficios tántricos debería tenerse muy centrado el enfoque en un amor más elevado, en el éxtasis y en la elevación mutua. Así, la pareja se elevará, y los cuerpos se acercarán a la divinidad, y todo será sagrado.

La práctica del sexo mágico

La práctica conocida comúnmente como el sexo mágico funciona bajo los mismos principios psíquicos que el tantra y ciertos tipos de Kundalini. A través de esta práctica se busca canalizar la energía del orgasmo para obtener ciertos resultados deseados. El orgasmo muy a menudo es enviado hacia el entorno (o hacia otra persona o grupo de personas) con la intención de que se obtengan los resultados deseados. Esta es una de las maneras conocidas como conjuro.

Una pareja podría intencionadamente echarse un conjuro mutuamente, para su beneficio mutuo.

Un sentimiento tan fuerte como el orgasmo puede usarse de forma ideal como una ola, transportando y transmitiendo la intención que lo provoca hacia el lugar que la pareja busque; el orgasmo se vuelve particularmente potente si se acompaña de la visualización. Una pareja puede enviarse el orgasmo mutuamente simplemente con el intento de hacerlo.

El orgasmo también se puede enviar al mundo entero (tal como se ve el globo terráqueo desde el espacio). Se puede emplear el intento en el momento del máximo pico sexual (elevada vibración), para elevar la conciencia del mundo. Una pareja que emplee este intento está practicando un nivel muy avanzado y benéfico del sexo mágico.

En toda relación íntima, hay altos niveles de vulnerabilidad, particularmente, a nivel psíquico. Para realizar el tantra elevado, cada persona debe estar completamente abierta al compañero (completamente y sin reservas). El alineamiento psíquico con otra persona no es entonces una recompensa de fácil obtención, sino que requiere grandes dosis de paciencia y de trabajo espiritual.

Para llevarlo a cabo debemos ser capaces de transmutar nuestro propio dolor y miedo y elevarlos hacia las más elevadas vibraciones e intenciones. También puede servirnos una preparación mental para alcanzar el estado necesario del ser, para que permanezca abierto y libre. Cuanto más elevemos nuestra vibración individual, tanto más podremos hacer el amor, uniéndonos con nuestro compañero o compañera en un gozo sin fin, elevado, eterno.

La práctica tántrica en soledad

Comúnmente entendemos a la práctica sexual como una práctica compartida, en la que intervienen dos personas. Pero la propia sexualidad, nos enseña el tantra, puede estimularse en soledad.

¿Qué pasa con quienes no tienen pareja o con quienes tienen una pareja que no se encuentra cerca por cuestiones de trabajo? También puede practicarse la magia tántrica en solitario mediante la conexión con el amante interior que todos llevamos dentro.

También podemos sentirnos enamorados de la vida experimentando en nuestro interior su belleza, su fuerza y su plenitud. Así, contemplando la sonrisa de un niño, observando un hermoso paisaje o el vuelo de una mariposa podemos tener el gozo de sentirnos parte de una inmensa belleza que está ahí fuera y también dentro; para decir mejor: que en realidad no está ni fuera ni dentro sino es la propia esencia del todo del que formamos parte.

Sí. Podemos avanzar en el tantra haciendo el amor con nuestra pareja de la forma más intensa y sublime posible, hasta experimentar el gozo en cada una de nuestras células, hasta alcanzar una plenitud total. Así, gracias a ese misterio del amor y del sexo, gracias a esa unión con el otro, podemos llegar a descubrir la plenitud que existe en nuestro interior.

Pero si estamos solos podemos ir directamente a las fuentes, podemos hacer el viaje al revés, es decir, descubrir sin ayuda de nadie que esa plenitud existe ya en nuestro interior.

Entonces descubriremos que no estamos solos, que la vida es nuestro mejor amante; la gracia que nos acompañará desde ese momento nos convertirá en los amantes más poderosos y nuestra vida y existencias serán realmente mágicas. Por esto el tantra es ante todo un camino iniciático y de transformación interior.

La pareja y el tantra

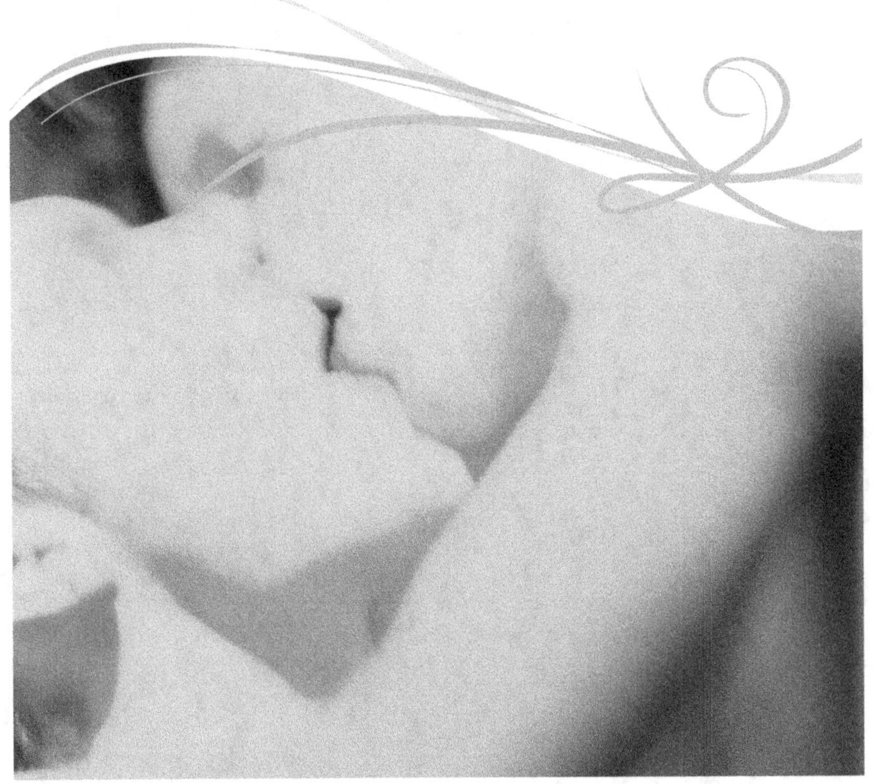

La pareja y el tantra

No hay nada más diferente que un hombre y una mujer porque ambos son la expresión pura de la dualidad. Podrían estar condenados a no entenderse nunca si no fuera porque la magia del amor y del sexo está basada en la atracción de los opuestos. Es decir, son precisamente esas diferencias las que hacen que se unan las parejas pero también, claro, las que hacen que las mismas discutan o se separen.

Convertir estas diferencias en un motivo de disputa, de causas que nos separan o en un motivo de unión, de causas que nos complementan y nos ayudan a ser más completos, son las diferentes opciones que tiene cualquier pareja; la opción elegida será el resultado del saber convivir y desarrollar la conciencia o del dejarse llevar por lo más primario y pasional que viva en los miembros de la misma.

Una pareja es como los dos polos de la energía eléctrica: si canalizan adecuadamente sus energías juntas podrán producir luz, fuerza, magia y poder compartido pero si se juntan los cables sin ninguna precaución producirán chispazos incontrolables, destructivos y peligrosos.

Estas diferencias, estos problemas de convivencia a los que se enfrentan todas las parejas, son algo natural y nada tienen que ver con una posible pérdida del amor entre los miembros de la misma, son, eso sí, retos que hay que saber afrontar juntos. Hay que afrontarlos con amor, cierto, pero esto solo, aún siendo fundamental, es insuficiente: también hace falta comunicación y conciencia de que se está enfrentando un problema compartido.

El tantra ayuda a mejorar la comunicación de pareja, por eso es altamente recomendable para mejorar la calidad de vida de parejas que, aún amándose, no encuentran solución al problema de la convivencia diaria. Esto, porque la armonía en la pareja es algo que no viene dado con el amor sino algo que debe ser conquistado, ganado poco a poco; los resultados, eso sí, son maravillosos.

Desarrollar la capacidad de comunicarse

Una buena capacidad de comunicación es lo primero que deben lograr todas las parejas que quieran establecer una base sólida para que su amor crezca y se desarrolle.

En las sociedades modernas, sin embargo, esto a veces resulta complicado. El estrés, el cansancio, la presión constante hacen que cada uno de los miembros de la pareja se cierre sobre sí e impiden que la comunicación en la misma se vuelva eficaz.

El tantra nos ayuda a lograr una comunicación de pareja eficaz. Para esto, utiliza al sexo: es a través de la práctica sexual que aprendemos a comunicarnos con la propia pareja, porque el sexo tántrico pone el énfasis en el conocimiento del otro, en la exploración del cuerpo del otro y en la internalización de las emociones del otro. Con el tantra, nos volvemos uno con nuestro amante. La unidad que surge de la práctica de la disciplina hace que la comunicación entre los miembros de la pareja sea inmediata, completa, es decir, sin tabúes ni prejuicios.

Con el tantra se aprende a descubrir las sensaciones que nuestro propio cuerpo produce en el otro, es por eso que la comunicación mejora. Las pareja tántricas ven sus relaciones mejorar porque éstas se vuelven más claras. Cada miembro de la pareja sabe qué es lo que le pasa al otro, porque se dedicaron largo tiempo para explorar al otro, para tocarlo, para sentirlo.

La capacidad de comunicación tántrica

El tantra tiene una visión global del ser humano y también de la vida, por eso el sexo entre los amantes no es meramente una cuestión genital ya que implica toda la piel, todas las células, todos los sentimientos, sensaciones y pensamientos en su búsqueda del éxtasis.

Lo mismo sucede con las habilidades de comunicación que deben desarrollar los amantes tántricos. La comunicación que aprende a desarrollarse en el tantra es una comunicación que va más allá de las palabras, algo que no es solamente hablar aunque, por supuesto, también lo sea.

Comunicarse con las palabras es necesario, desde luego. Contar con sinceridad lo que uno piensa, siente y desea es necesario. También saber escuchar al otro, establecer momentos para el diálogo, para la intimidad, para compartir deseos, sueños y preocupaciones. Pero muchas veces las palabras no pueden expresar todo lo que llevamos dentro y no pueden contener todo lo que queremos comunicar.

Por eso, la comunicación emocional es también necesaria.

Muchas veces un gesto, la táxpresión de un rostro, una determinada postura corporal dicen más que muchas palabras. Saber escuchar las cosas que nuestra pareja nos dice con palabras es, entonces, importante, pero saber escuchar aquello que nuestra pareja no nos dice es lo fundamental. No nos dice, claro, con palabras, pero sí con el cuerpo, con la cara, con una manera especial de tomar de la mano, con un beso o con una caricia.

Desarrollar la habilidad de comunicación emocional es saber ir más allá de las palabras y tener la capacidad de comprender la emoción que recorre el cuerpo de la pareja en todo momento, con sólo observarla, con sólo tocarla, con escucharla.

Desarrollar la comunicación tántrica es fundamental para que la pareja se vuelva fuerte y duradera, porque sólo la comunicación tántrica permite al individuo comunicarse con su pareja de manera completa y sin interferencias conscientes.

Este tipo de comunicación nos enseña a entender al otro y a eliminar los sentimientos negativos. Hoy sabemos que todo sentimiento negativo guardado es algo malo que se queda dentro del cuerpo y pondrá en peligro no solamente la relación de pareja sino también la salud de la propia persona.

Desarrollar las habilidades de la comunicación emocional es estar dispuestos a escuchar serenamente sentimientos desagradables o reproches emitidos por nuestra pareja y también saber expresar los nuestros con las mejores palabras posibles, sin herir al otro, sin hacerlo sufrir.

El tantra nos enseña a ser conscientes de lo que hacemos y de lo que decimos. Cultivando esta habilidad aprenderemos a no herir a nuestras parejas con palabras desagradables de las que luego nos arrepentimos.

La comunicación emocional

La comunicación emocional es la que se da entre las personas que se conocen y se frecuentan. A veces es sorprendente pensar en alguien al que hace tiempo no vemos y darnos cuenta de que nos es imposible recordar su voz pero sí un gesto, una manera de pararse, una forma particular de tomar los objetos, de estar en el mundo.

Eso es la comunicación emocional. Es la comunicación total, la comunicación, no a través de las palabras sino a través de los silencios.

Para empezar a desarrollar la comunicación emocional, aquí van algunas recomendaciones:

• No se debe culpar a la pareja de los propios sentimientos de frustración. Las parejas frecuentemente fracasan cuando los miembros de la misma hacen culpable al otro de la propia frustración. Es bueno saber que cada uno es dueño de sus acciones y por lo tanto lo que haga tanto como lo que no haga le pertenece completamente. Mucha gente se siente frustrada y culpa a su pareja: "No me comprende", dicen. Sería bueno preguntarles qué hacen ellos para ser comprendidos o si comprenden ellos al otro, o si se comprenden a sí mismos.

• Es necesario saber parar a tiempo los conflictos emocionales. La pasión y la emoción no tienen nada que ver con la lógica y la razón. Las palabras, por razonables que sean a veces no pueden nada con los sentimientos desbordados por eso, algunas veces hay que saber reconocer ese estado de desbordamiento, de falta de armonía y no intentar solucionarlo meramente con palabras. A veces incluso es mejor dejar de hablar, reconocer la falta de empatía de ese momento y trabajar para reestablecerla pero sin tocar el tema que ha provocado el conflicto. Dejarlo pendiente y ponerse a trabajar para reestablecer la armonía. Así, la pareja en vez de continuar discutiendo o tratando de convencerse sobre algo en concreto que ha motivado su disputa puede dejarlo pendiente y ponerse a respirar juntos, hacer ejercicios de armonización abandonando temporalmente el tema conflictivo para retomarlo luego cuando estén más serenos y en armonía.

• Hay que saber que mejor que tener razón es vivir en armonía. Esta es la regla tántrica para mantener el equilibrio en la pareja. Cuando los miembros de la misma se enzarzan en disputas estas pueden hacerse interminables si ambos quieren convencer al otro de que tienen razón. El tántrico debe cultivar la consciencia y, dándose cuenta de la espiral en que se está cayendo, debe saber pararla. Renunciar a convencer a la otra persona no supone renunciar a sus propias razones pero sí renunciar a seguir perdiendo el tiempo y la energía. Si ambos están en el camino tántrico de la conciencia renunciarán a tener razón y buscarán primero serenarse, respirar juntos, meditar juntos y hacer una meditación fortalecedora para horas o días después hablar serenamente sobre el conflicto que provocó la chispa incendiaria entre ellos. Comprender que cuando surgen esas chispas lo primero y necesario es controlar las llamas y el incendio que puedan ocasionar más que convencer al otro, es algo totalmente necesario y prioritario. Esto puede ser posible en cualquier pareja pero será mucho más fácil en aquellas en las que los dos hayan aceptado una forma de relación tántrica, en la que los dos entiendan a la pareja como algo que está más allá de ellos, que es sagrado, divino, feliz. Aquí ninguno pierde, ninguno cede más que el otro porque los dos aceptan que más importante que el conflicto es el amor que los une y que cultivan diariamente con la práctica del tantrismo, que los ayuda a crecer y a ser mejores, a dominarse y así, de manera controlada, volar.

El control de la energía de pareja

El tantra ve al ser humano como un conjunto de energías interiores que se manifiestan en actos concretos en la realidad. Si la energía fluye correctamente por el cuerpo, el individuo se siente pleno y alegre, si no fluye del todo bien, frustrado y resentido.

Lo mismo sucede entre las parejas, ya que existe algo que podemos llamar la energía de la pareja. Cada pareja posee una energía propia, fruto de la unión de la energía de los dos individuos que la componen, más que de la unión, podríamos decir del cruce, ya que la energía de pareja no es el resultado de la suma de las energías de los individuos sino de su encuentro. Si el encuentro es débil, la energía es baja.

Para hacer más fuerte el encuentro de las energías de los individuos (y así fortalecer la energía de pareja) es necesario ampliar el conocimiento del uno sobre el otro, ampliar la comunicación, ampliar el contacto.

Para esto, claro, el tantra es altamente recomendable. A través de la práctica del sexo consciente no sólo aprenderemos a ampliar nuestra energía individual, sino que lograremos ampliar el punto de contacto que nos une con nuestra pareja.

Ese punto se fortalecerá, y la unión se tornará indestructible; esto, lo sabemos, que es tan difícil de decir hoy en momentos en que a la gente en general le cuesta establecer relaciones duraderas, es sin embargo posible.

Y cuando hablamos de relaciones indestructibles no hablamos sólo de parejas que estarán casadas muchos años y serán felices juntos hasta la muerte, también hablamos de parejas que no buscan pasar la vida juntos pero sí disfrutar al máximo del tiempo que les toque compartir.

La dimensión global de la comunicación de pareja

Desarrollar las habilidades de comunicación tiene pues una dimensión global en el tantra. No es solamente aprender a hablar y a expresar los sentimientos con confianza sino que también es aprender a comunicarse energéticamente, a niveles de chakras y energías internas de la pareja, aprender a armonizarse y comunicarse subconscientemente, a trabajar juntos los sueños, la intuición y los sentidos psíquicos.

Es entonces abrir las posibilidades de la pareja a todo un nuevo universo, es vivir el amor y la relación en un nuevo nivel. Pero esto no se consigue por sí mismo, esto necesita algo más que el amor y los buenos sentimientos por muy imprescindibles que estos sean; hace falta algo más: es necesario que los dos se entreguen a esa tarea, que los dos se entreguen al tantra para que los haga crecer más y canalice su evolución personal. Es necesario hacer prácticas y ejercicios conjuntos como la meditación fortalecedora o los rituales eróticos.

Estos permitirán acrecentar la comunicación a todo nivel, es decir: físico, mental, espiritual. El tantra enseña que a la vida hay que aceptarla tal cual es, sin juzgarla, sin forzar los cambios sino aceptando todo lo que ella propone. Porque todo es energía y de todo se puede extraer energía.

Lo mismo hay que hacer con la propia pareja. No forzarla, sino amarla, no querer convencerla, sino dejarla ser. Esto es lo que nos enseña el tantra:

"Todo puede ser mejor si aprendemos a encontrarnos
con lo divino que hay en nosotros, todo puede ser mejor
si aceptamos a la vida tal como es y aprendemos a gozar
de ella, a vivir en paz".

Para despertar el potencial dormido en nuestros cuerpos

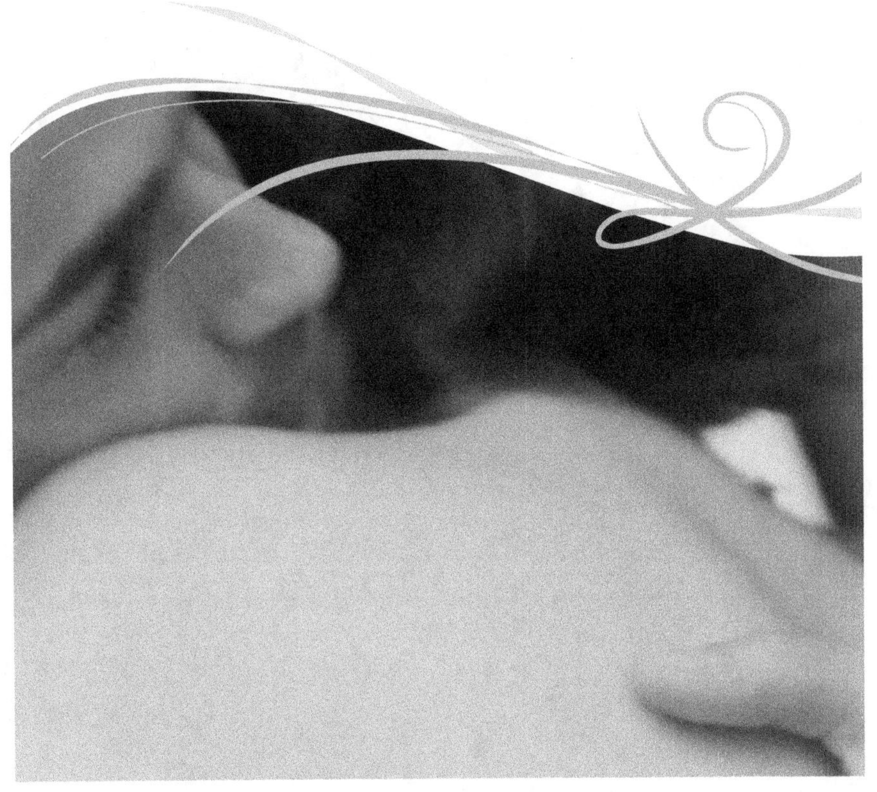

Para despertar el potencial dormido en nuestros cuerpos

BESOS

El beso es el principio, es el instante único del comienzo de una relación. Es el primer contacto entre dos personas capaces de amarse durante toda una vida. Es la chispa que enciende el fuego de la pasión para sentir y gozar.

La boca, los labios y la lengua son zonas sumamente atractivas y erógenas. Con este conjunto de órganos se puede besar, lamer o mordisquear cualquier parte del cuerpo de la pareja, combinando gusto, tacto y olfato. Con ellos es posible iniciar lentamente el juego previo para un sexo supremo.

Saber besar es sumamente importante y permite expresar sentimientos y emociones. El *Kamasutra*, tratado hindú escrito en el siglo III d.C., le dedica una parte importante de sus páginas, las cuales, con el correr de los años, se fueron adaptando a la cultura occidental, sin que con ello pierdan su esencia y originalidad.

Así, su autor, definió al "beso ladeado" cuando las cabezas de los amantes se ubican en direcciones opuestas y se produce el beso, siendo una de las posiciones más comunes de besarse. Aunque no por ello desprovista de pasión, por el contrario, permite un excelente contacto de los labios y una amplitud ideal para el contacto de las lenguas.

El "beso inclinado" está cargado de afecto y de ternura, porque se produce cuando, por ejemplo, el hombre atrae a su pareja sujetándola levemente del mentón, generando una situación delicada y sin prisas para el amor.

El "beso de presión" es el que se ejerce sólo con los labios y sin el contacto de la lengua, durante un tiempo muy corto.

De una manera más apasionada existe el "beso directo", que no es otro que el que permite un fuerte contacto de los labios de ambos amantes, dejándolos expuestos para el contacto con la lengua y el leve mordisqueo de los dientes. Es muy excitante y suele encender la pasión.

Cuando uno de los amantes está distraído con alguna otra cosa o querría dormir, el beso para quitarle el sueño se denomina "que distrae".

El "beso con los dientes" es cuando uno de los amantes apenas sujeta con sus dientes el labio superior de su pareja, quien lo retribuye besando el labio inferior.

En otras partes del cuerpo, el beso puede ser, según el lugar, comedido, apretado y delicado. Son los distintos tipos de beso que se pueden dar en la frente, los ojos, las mejillas, el pecho, los pezones, la zona interior de la boca, el cabello, la nuca y el cuello. Durante el tiempo de los besos por todo el cuerpo, es recomendable no hacerlo simultáneamente, así cada uno de los amantes puede concentrarse en sus propias sensaciones y disfrutar del placer de besar o de ser besado. La intensidad de los besos en la piel puede ser mediana, fuerte o suave, dependiendo de la zona o de los gustos de cada uno.

Una referencia aparte merece el mordisco, capaz de encontrar las más escondidas sensaciones de placer en casi todas las partes del cuerpo. Existe un mordisco provocador y otro apasionado, siendo cada uno llevado a la práctica con la justa medida para dar placer sin lastimar ni dejar marcas. El Kamasutra enumera una buena serie de mordiscos, entre los que se destacan el "del jabalí" por las huellas que deja en los hombros; o "el hinchado", donde entre los dientes se toma una buena cantidad de piel sin dejar huellas ni enrojecer.

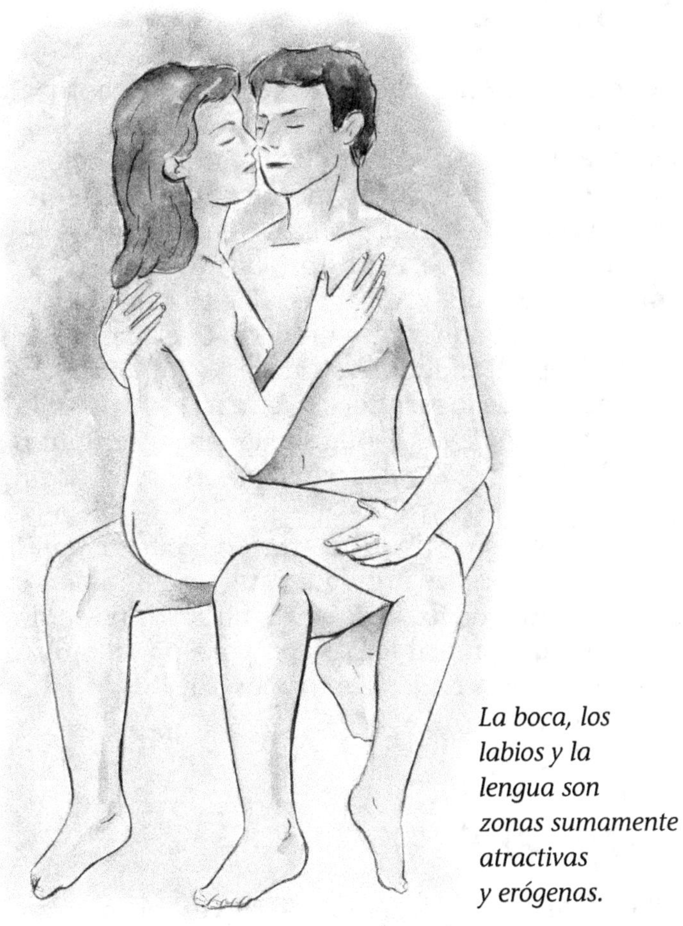

La boca, los labios y la lengua son zonas sumamente atractivas y erógenas.

MASAJES

El masaje erótico es dar y recibir. Es encontrar la amplitud y profundidad de las sensaciones, aumentando el placer sexual sin esperar nada a cambio. Esta concesión de placer voluntaria requiere el uso de toques y masajes, fundamentales para dar placer a la pareja y lograr un excitante clímax.

El masaje erótico es disfrutado de manera especial por los amantes, más allá de conocer las técnicas básicas o de ser un especialista en ponerlo en práctica. Es el efecto general de relajar y dar la oportunidad de gozar el tacto, afinando la agudeza y profundidad de los sentidos referidos a la excitación corporal y el mejoramiento de la actitud sexual en su conjunto.

El objetivo principal del masaje sensual es proporcionar la oportunidad de descubrir qué es lo que le causa placer, qué partes de nuestro cuerpo, al entrar en contacto con las manos del otro, son capaces de brindarnos un máximo placer. Es el conocimiento mutuo de los cuerpos. Es observar por parte del que da y sentir por quien recibe. Es entregarse por completo al disfrute y el goce del tacto en las zonas más sensibles y, por qué no, inexploradas.

La preparación

Para dar un buen masaje es necesario que ambos amantes

adopten una posición cómoda. La más común es que el que recibe, se acueste desnudo boca abajo y el otro, también desnudo, vaya cambiando de posición a medida que explora las distintas partes del cuerpo, desde la cabeza hasta los pies.

Aceites y accesorios

Existe una gran variedad de aceites perfumados que dejan la piel suave y agregan aroma a la ocasión. Para utilizarlo, el aceite se debe verter en las manos con cierta moderación. De esta manera, se logra una buena humectación para deslizar palmas y dedos sobre la piel sin friccionar demasiado, lo que generaría un efecto inverso al deseado. Las plumas, telas y suaves texturas son también elementos plenamente favorables para brindar placer antes y durante el masaje.

Las técnicas

Mantener un ritmo lento y sostenido es fundamental para brindar un buen masaje. Las manos y los dedos se utilizan para ejercer una presión en el cuerpo de la pareja capaz de proporcionar un máximo placer, encontrando en cada parte del cuerpo diferentes sensaciones que hacen del masaje la preparación ideal para el acto sexual.

• Variaciones de presión: se debe comenzar con una presión firme y luego repetir dos veces cada movimiento, empleando primero una presión relajada y después una ligera con las yemas de los dedos. Al masajear con presión firme, se debe trabajar con las manos y dedos los músculos de la pareja para soltarlos y aliviar la tensión. Esto le ayudará a relajarse, física y mentalmente y ser así más receptivo al placer creciente del resto del masaje.

• Masaje boca abajo: en esta posición se debe masajear todo el cuerpo, primero boca abajo, comenzando con el cuello y hombros. Luego continuar por los brazos hasta las yemas de los dedos. A continuación descender por la espalda, sobre las nalgas y por cada pierna hasta los tobillos. Los pies pueden quedar para el próximo paso, cuando la pareja esté boca arriba y sea más cómodo el movimiento.

• Masaje boca arriba: quien masajea, inicialmente, puede sentarse en la cama con la espalda sobre el respaldo, y la pareja a su vez sentarse de espaldas entre sus piernas. De esta manera, se comienza el masaje por el cuello y los hombros, trabajando primero los brazos y después el pecho y el abdomen. Al llegar a los genitales conviene detenerse, para que el masaje no se detenga y se pase directamente al coito. Detenerse o apenas rozar los genitales puede resultar un comportamiento muy provocativo.

• Muslos y pies: la cara interna de los muslos es una zona muy erógena, por eso se le debe brindar un especial tratamiento, amasando dicha zona con ambas manos. Al llegar a los pies, además de manipular con el dedo pulgar las zonas más sensibles de la planta, se lo puede sujetar por el tobillo con una mano, mientras hace rotar el pie lentamente con la otra. El efecto se nota por toda la pierna hasta la pelvis y los músculos de la ingle, y la sensación producida es muy agradable.

Las uñas, un arma sensual

Durante el masaje, acariciar a la pareja con las uñas puede resultar un agregado sumamente placentero. Antes de comenzar, es fundamental asegurarse de que las mismas no estén rotas para que no causen dolor al deslizarlas por el cuerpo. Moverlas de muchas formas, en círculos o de arriba hacia abajo, aumenta el efecto sensual.

LAS POSICIONES

Para comenzar

Es la posición básica. La más natural para los amantes. La mujer yace boca arriba y el hombre se coloca entre sus piernas. Luego de penetrarla, ejerce por completo el control del acto sexual. Ella, por su parte, puede variar la amplitud vaginal abriendo aún más sus piernas hasta conseguir el máximo placer. En coitos prolongados, esta postura puede llegar a ser muy cansadora para el hombre. Por estar la pareja cara a cara, es una de las posiciones que ofrece, además de placer sexual, un alto grado de ternura y pasión.

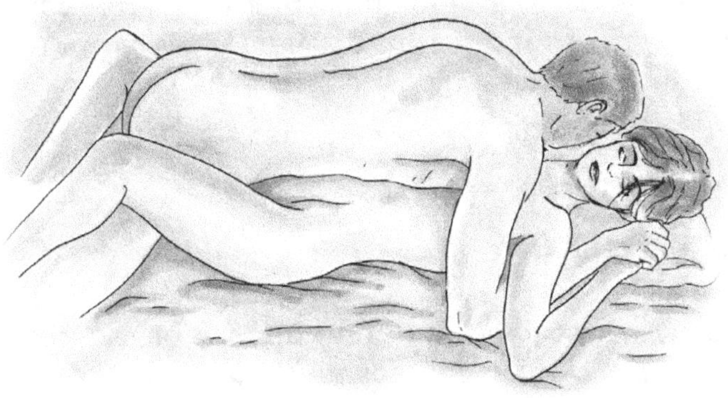

Mayor profundidad

Esta variante del misionero se logra cuando la mujer eleva sus piernas hacia su torso y logra una mayor sensación de profundidad. Con sus manos puede ejercer una marcada presión de la pelvis tomándose de las nalgas de su compañero.

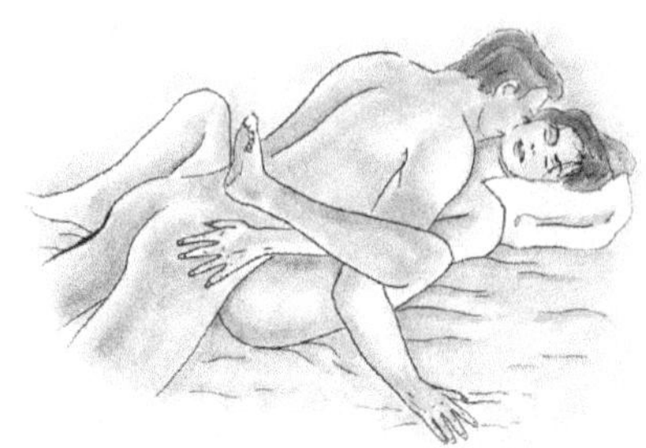

Máximo contacto

En esta posición, la mujer adopta un rol más protagónico. Estando acostada boca arriba, levanta sus piernas y apoya la parte posterior de los muslos y sus nalgas en los muslos de su compañero, que para la ocasión se encuentra arrodillado y con la piernas flexionadas. Esto le permite a ella poder levantar la espalda y arquear su cuerpo, logrando una penetración profunda y confortable. Sus piernas pueden estar extendidas o alternar rodeando a su compañero por la espalda, como un "pulpo".

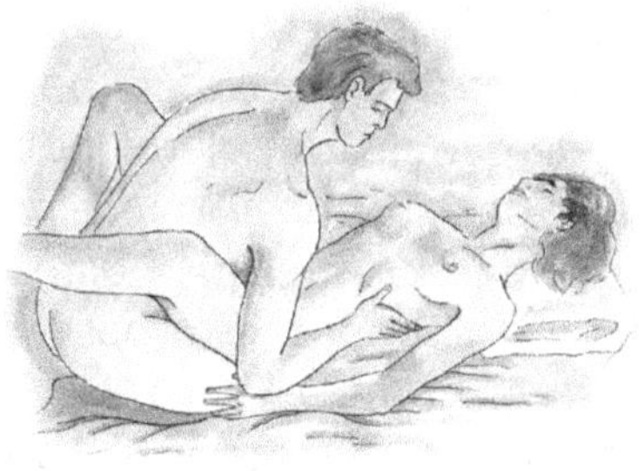

Bajo control

La mujer se acuesta boca arriba y alza sus piernas juntas hasta tocar sus senos con sus propios muslos. El hombre, de rodillas,

realiza una penetración profunda hasta llegar a apoyar su pecho en las plantas de ambos pies de ella, que con sus manos, puede
sujetarse de las nalgas de él.

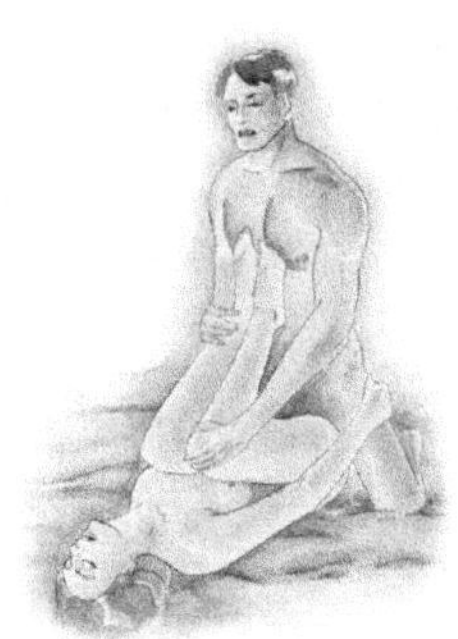

Placer en estado puro

La mujer se sitúa acostada boca
arriba sobre el borde de la cama
con la piernas abiertas. El hombre
se arrodilla en el piso y se levanta
para penetrarla profundamente,
inclinando su cuerpo hacia delante
hasta encontrarse cara a cara. Ella
lo rodea con sus piernas proponien-
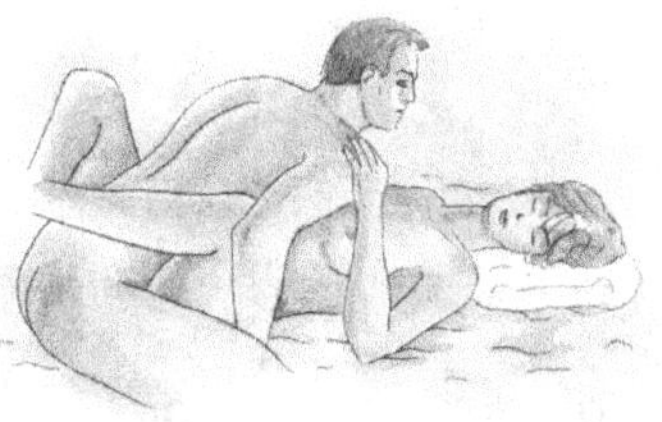
do un contacto muy excitante. Al estar apoyado en el piso, él
ejerce una fuerte presión aprisionando a su compañera, que lo
puede abrazar intensamente.

Provocación pura

El hombre se pone de rodillas frente
a las piernas abiertas de la mujer, que
se encuentra recostada boca arriba. Ella
arquea su espalda y eleva sus caderas
hasta lograr contacto con el vientre de
su compañero, que la penetra profundamente sujetándola de las caderas y
controlando los movimientos de vaivén. Como variante, ella puede cruzar

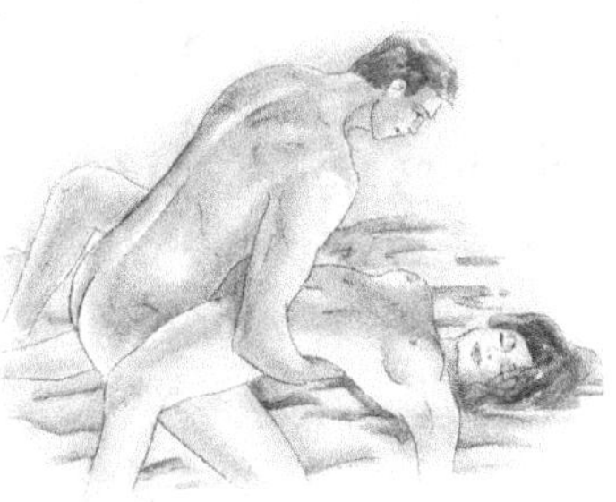

las piernas alrededor de él y lograr una mayor presión de penetración.

VARIANTE

Durante el coito, la mujer puede levantarse y abrazar al hombre para sostenerse, logrando una máxima pasión al estar ambos torsos unidos.

El placer de sentirse dominada

Esta posición puede ser una continuación de la de la mujer con las piernas al hombro de su compañero. Si ella se cansa, puede bajar sus piernas y ser sujetadas por él, tomándola de los muslos sin perder profundidad de penetración. De esta manera, ella se deja dominar nuevamente por su amante y ambos reciben una excelente estimulación, producto de la contracción de la vagina contra el pene.

La mujer se siente dominada, entregándose totalmente a los movimientos de su pareja.

Para modificar el ángulo de penetración, se puede colocar un cojín debajo de las nalgas de ella.

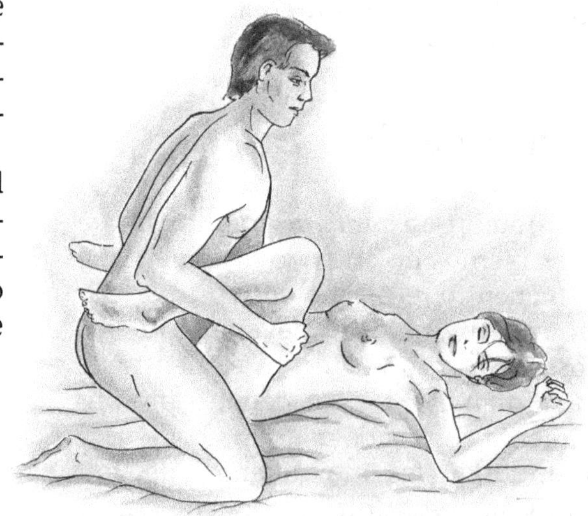

Yoga y sexo

La mujer se sienta en el centro de la cama y adopta la posición más común del yoga, doblando las piernas una sobre otra. Una vez lograda la postura, se acuesta sobre la cama manteniendo las piernas entrelazadas y 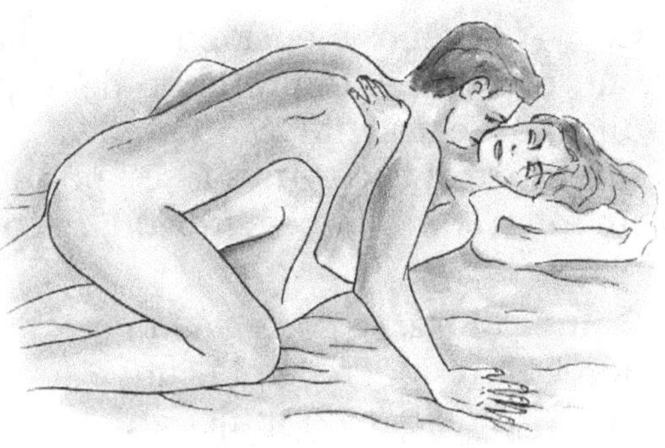 exponiendo la vagina de una manera excitante. Es allí cuando el hombre introduce su pene muy profundamente e inclina su cuerpo para encontrarse cara a cara con su compañera.

Acrobacia sexual

Esta posición es ideal para pasar a otra sin interrumpir la penetración. El hombre se arrodilla en la cama y la mujer, transitoriamente, se sienta sobre él para ser penetrada. El despega los talones de sus nalgas elevando su cuerpo y sujetándola a ella por la espalda, para poder realizar el vaivén. En tanto ella puede apoyar una mano en la cama para poder realizar el movimiento ondulatorio de la pelvis. 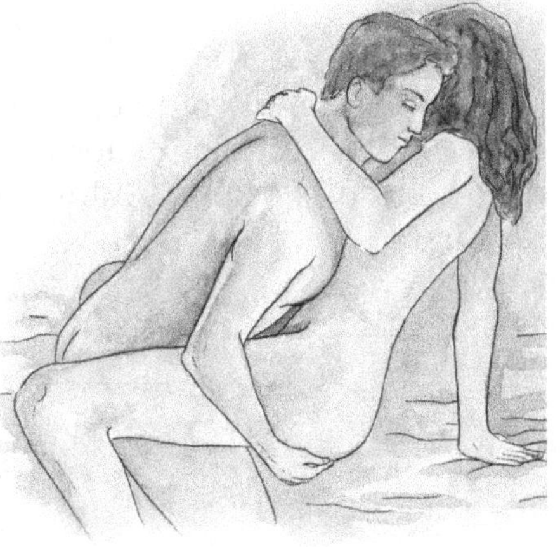

Una vuelta por el sexo

Como ya hemos mencionado, existen posiciones que requieren de un conocimiento profundo de la pareja, debido a que para realizarlas se necesita cierta práctica. La postura giratoria es una de ellas y se divide en tres fases, porque se parte de una posición y sin interrumpir la penetración, se consigue otra.

Primera fase: se parte de la posición Del misionero, en la cual el hombre está sobre la mujer entre las piernas de su pareja.

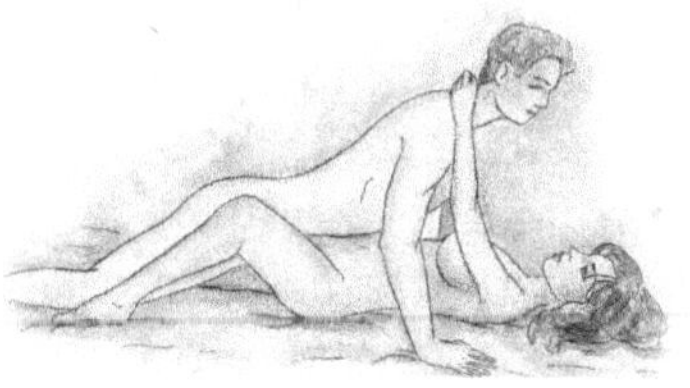

Segunda fase: esta es la parte donde se necesita más práctica, porque el hombre, manteniendo el pene en la vagina y utilizándolo como eje, gira elevando primero la pierna izquierda y luego la derecha por sobre las de la mujer. De esta forma, quedan ubicados formando una cruz.

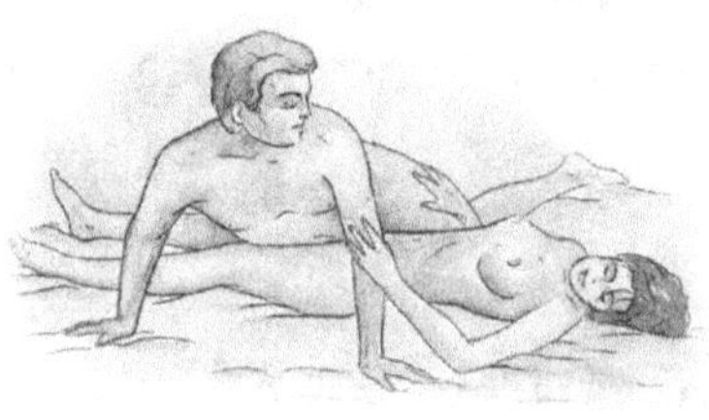

Tercera fase: al completar la vuelta, las piernas del hombre quedan a los costados de los hombros de la mujer y su cara cercana a los pies de ésta. Si los amantes lo desean, el ciclo puede repetirse.

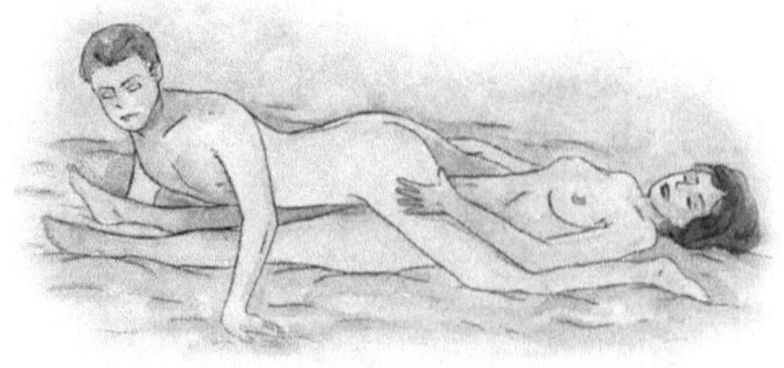

Ella domina la escena

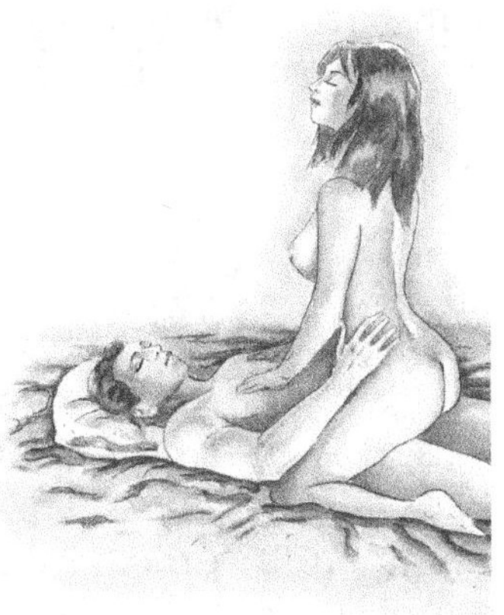

El hombre se acuesta boca arriba y se entrega al dominio de la mujer. Ella se sienta con una pierna a cada lado sobre la pelvis de él. Este último introduce el pene lentamente en la vagina hasta lograr una penetración profunda. Ella, con su torso bien erguido y sus manos en contacto con el pecho de su compañero, comienza a realizar un vaivén coital alternado con movimientos ondulatorios de sus caderas. El ritmo debe ir creciendo lentamente y es ella quien domina la profundidad de la penetración.

Cuerpos enfrentados

La mujer se coloca encima del hombre, quien está acostado boca arriba sobre la cama. Al quedar cara a cara, puede haber juegos de besos y caricias antes y durante la penetración. Ella abre sus piernas y guía el pene de su compañero dentro de la vagina, generando una sensación muy fuerte debido al contacto pleno de los cuerpos. Luego ella cierra sus piernas y puede frotar el clítoris en el vientre de él mientras realiza suaves movimientos hacia arriba y hacia abajo.

Al tener las manos libres, el hombre puede acariciar los

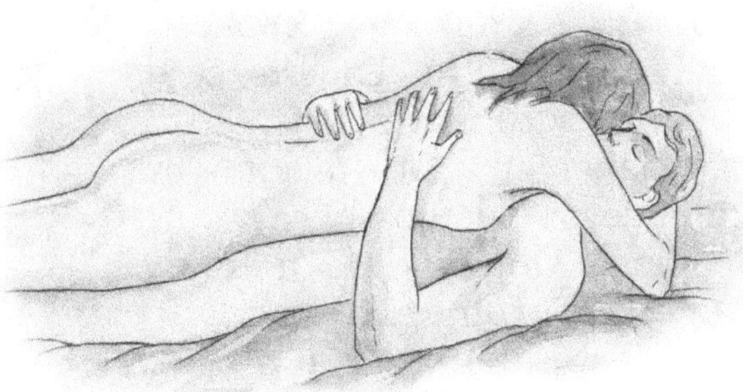

senos de su compañera. Con sus dedos, puede estimular el clítoris o juguetear con su boca sedienta de placer.

Sexo puro

Esta es una de las posiciones más apasionantes del sexo. El hombre se sienta en la cama y recibe a la mujer entre sus piernas. Ella toma con su mano el pene y lo introduce suavemente en la vagina, quedando apoyada en los muslos de su compañero con sus piernas rodeándolo por la cintura. De esta manera, se logra una postura muy íntima, en la cual los amantes pueden besarse y lograr un estrecho contacto visual.

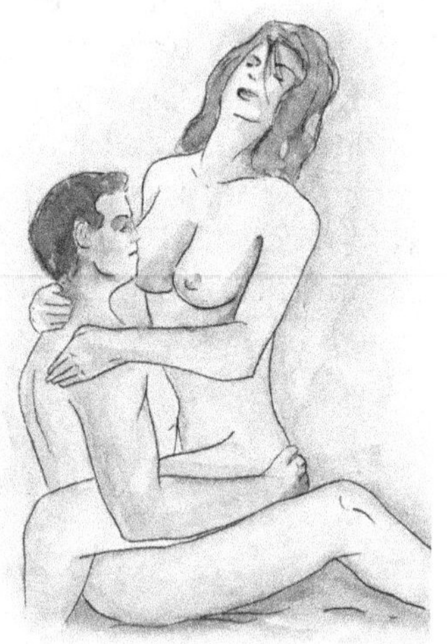

Sexo libre

Al igual que otras posiciones, ésta puede realizarse como continuación de otra. En este caso, se puede partir de la Del abrazo, manteniendo la penetración e inclinando los cuerpos hacia atrás, apoyando ambos amantes sus manos en la cama. De esta manera, se logra una posición del tipo

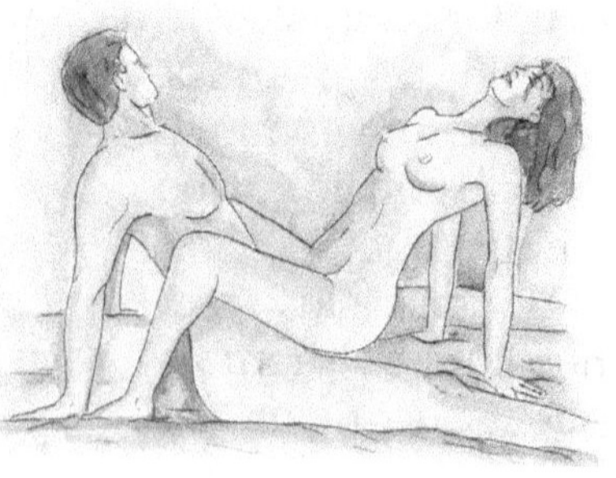

visual, porque los brazos quedan inmovilizados pero es sumamente excitante observar los genitales mientras se producen los movimientos pélvicos.

Vaivén para gozar

En esta posición, la mujer es la que vuelve a controlar la escena. El hombre se acuesta de espaldas entregándose por completo a los movimientos de ella que, dándole la espalda, se sienta sobre él y se introduce el pene en la vagina, muy suave y profundamente, apoyándose con sus manos en los muslos de él, para poder sostenerse. Él, por su parte, puede ayudarla a realizar el vaivén sosteniéndola de la espalda.

Si el hombre logra levantar su cabeza, la posición es muy excitante porque puede ver perfectamente la penetración.

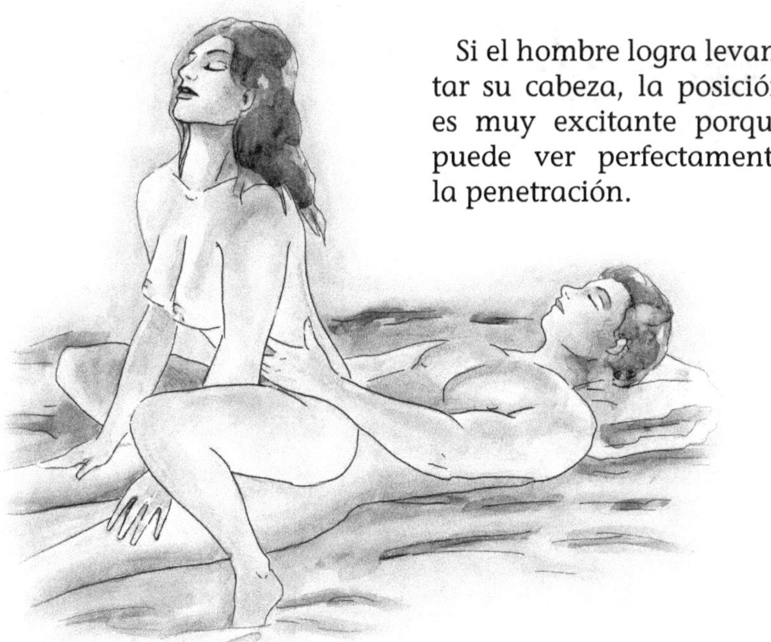